Für Marlow und Mary Lou

DIE AUTORIN

LIZ CLIMO wuchs in der San Francisco Bay Area auf. Nach dem College-Abschluss zog sie nach Los Angeles, um als Simpsons-Zeichnerin zu arbeiten. Sie rief auf Instragram @lizclimo die Comic-Reihe *The Little World of Liz Climo* ins Leben, die ihr Comic-Debüt wurde. Darüber hinaus schrieb und illustrierte sie verschiedene Comics und Kinderbücher. Liz lebt mit ihrem Mann und ihrer Tochter in Los Angeles.

Aus dem Englischen von Elisabeth Schubach
Die englische Originalausgabe ist unter dem Titel »You're Mom« bei Flatiron Books, New York erschienen.

Dieses Werk wurde vermittelt durch die Literarische Agentur Thomas Schlück GmbH, 30161 Hannover

Ein Imprint der Verlagsgruppe
Droemer Knaur GmbH & Co. KG, München

Illustrationen: Liz Climo
Gestaltung: Veronika Preisler, München
Lektorat: Elisabeth Schubach, Pattloch Verlag

ISBN 978-3-629-11604-8

www.pattloch.de

2 4 5 3 1

FSC
www.fsc.org
MIX
Papier aus verantwortungsvollen Quellen
FSC® C008457

Liz Climo

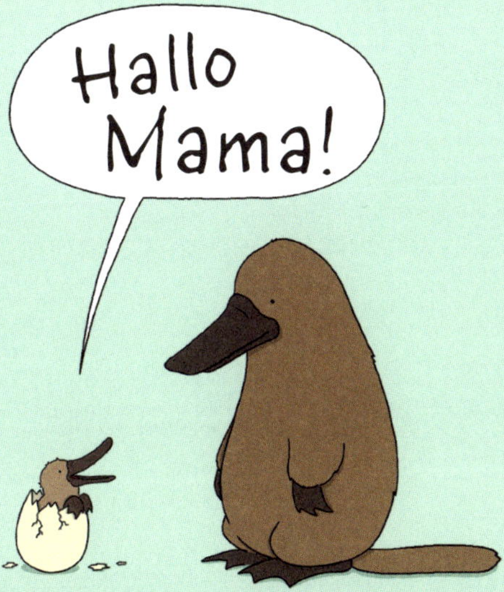

Das kleine Buch für Mütter

(und alle, die sie lieb haben)

Pattloch

Du bist eine Mama.

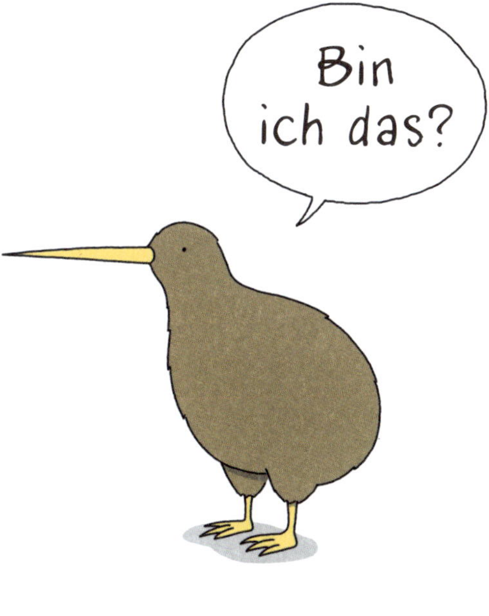

Vielleicht ja nicht. Aber sicher kennst du eine Mama oder jemanden, der diese Rolle übernimmt. Ich möchte mich hiermit bei allen Mamas bedanken. Ganz besonders bei denen, die immer ihr Bestes geben und doch nie sicher sind, ob es auch genug ist.

Ich will ganz ehrlich sein: Ich bin selbst Mama, aber ich habe das Buch nicht über mich geschrieben (schwer vorstellbar, oder? *Hey Welt, bin ich nicht TOLL? Mir nach, Mamas!).* Es stimmt, viele der Witze im Buch basieren auf meinen eigenen Erfahrungen als Mama, doch zu der Idee für das Buch kam ich auf einem anderen Weg.

Etwas Besonderes passierte, als ich Mama wurde (mal abgesehen davon, dass ich fast vier Monate am Stück nicht geschlafen habe): Ich war sehr dankbar für meine eigene Mama und fühlte mich ihr sehr viel näher. Sie verstarb, als ich 22 war. Ich habe dieses Buch für sie geschrieben, weil sie einfach wunderbar war. Perfekt war sie natürlich nicht. Wie viele andere Mamas auch machte sie mitunter etwas falsch und hatte auch oft Zweifel, ob sie eine gute Mama wäre, doch sie liebte ihre Kinder bedingungslos. Sie gab uns Sicherheit, doch nicht nur uns – sie öffnete ihr Herz und ihre Tür allen Kindern, die in ihrem eigenen Zuhause nicht geliebt wurden. Es gibt so viele Menschen, die genauso wunderbar sind wie sie, und wenn dir jemand dieses Buch geschenkt hat, gehörst du sicher dazu.

Mit das Schwerste daran, meine Mama so früh zu verlieren, war, dass alle anderen noch ihre Mama zu haben schienen.

Dieses Gefühl der Einsamkeit blieb nach dem ersten Schock und der Trauer, sie zu verlieren, bestehen, und es wurde sogar noch schwerer, nachdem ich meine eigene Tochter zur Welt gebracht hatte. Ich fand den Gedanken unerträglich, dass sie sich nie kennenlernen würden. Während meiner Schwangerschaft überlegte ich oft, ob mein Baby wohl meiner Mama ähnlich sehen würde. Insgeheim hoffte ich, dass die Geburt meines Kindes in gewisser Weise meine eigene Mama zurückbringen könnte.

Dann wurde meine Tochter geboren – mit funkelnden blauen Augen und erdbeerblonden Haaren. Sie war wunderschön,

doch sie ähnelte meiner Mutter kein bisschen (mir übrigens auch nicht). Sie hatte auch einen ganz anderen Charakter. Aber das ist in Ordnung! Schließlich ist sie ja auch ein völlig anderer Mensch.
Bald bemerkte ich etwas: Ich warf einen flüchtigen Blick in den Spiegel und sah meine müden Augen und meine verstrubbelten dunklen Haare. Ich hörte, wie ich mit meiner Tochter sprach oder wie ich mir lustige Liedchen für sie ausdachte. Ich merkte, wie sie mich zum Lachen brachte – ich lachte laut und ungezwungen, wie ich es ewig nicht getan hatte. Und ich konnte spüren, wie sehr meine Tochter mich liebte. Ich erkannte dieses Gefühl, weil ich dasselbe für meine Mama empfand. Anstatt meine Mama in meiner Tochter wiederzuerkennen, begann ich, sie in mir selbst zu sehen.
Heißt das, dass man diese Verbundenheit zu seinen Eltern nur spürt, wenn man selbst Kinder hat? Auf keinen Fall! Ich habe diese Erfahrung so gemacht – aber was weiß ich schon?
(Kleiner Scherz. Ich bin seeehr weise. Bitte lies weiter.) Manche bekommen Kinder,

andere nicht. Manche haben eine wundervolle Beziehung zu ihren Eltern, andere nicht. Dieses Buch soll kein geheimer Ratgeber nur für Mamas sein. Ich möchte vielmehr alle würdigen, die den schwierigen und oft einsamen Part des Elternseins übernehmen oder eine Erziehungsfunktion ausüben. Ihr vollbringt Unglaubliches für alle, die das Glück haben, von euch geliebt zu werden.

Meine Mama hat mir gezeigt, wie wichtig es ist, ehrlich zu lieben, andere zu akzeptieren und großzügig und freundlich zu sein.

Ich bin dankbar für alle, die eine ähnliche Rolle übernehmen – egal ob für die eigenen Kinder oder die Menschen, mit denen ihr eure Zeit verbringt. Ihr macht die Welt zu einem sehr viel besseren Ort, und dieses Buch ist für euch.

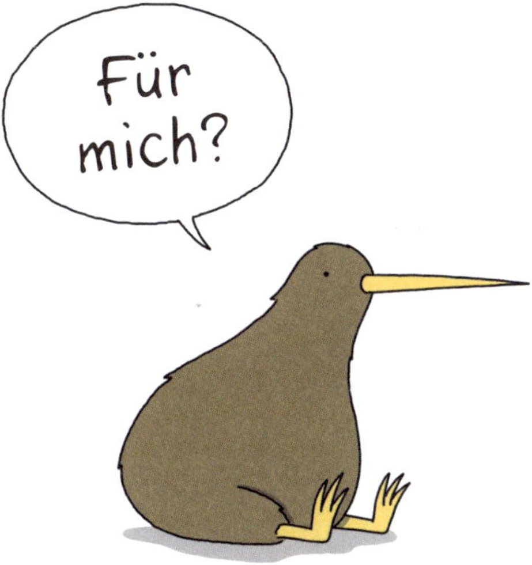

Ganz genau. Übrigens finde ich dich toll, egal ob du selbst Mama bist oder nicht.

Danke. Ich hoffe, es gefällt euch.

Liz

Du bist eine Mama.

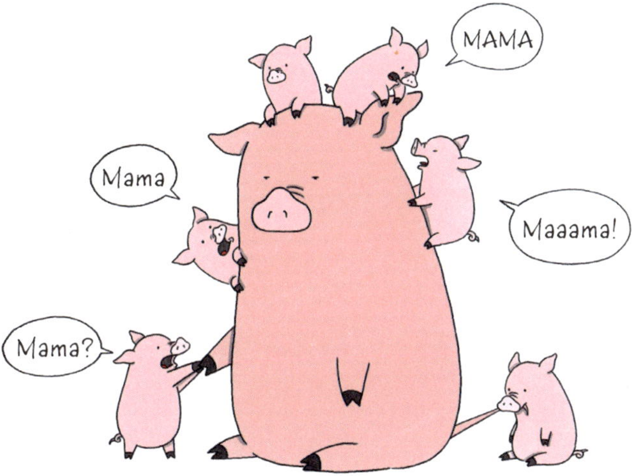

Du musstest schon viele
Bilderbücher vorlesen.

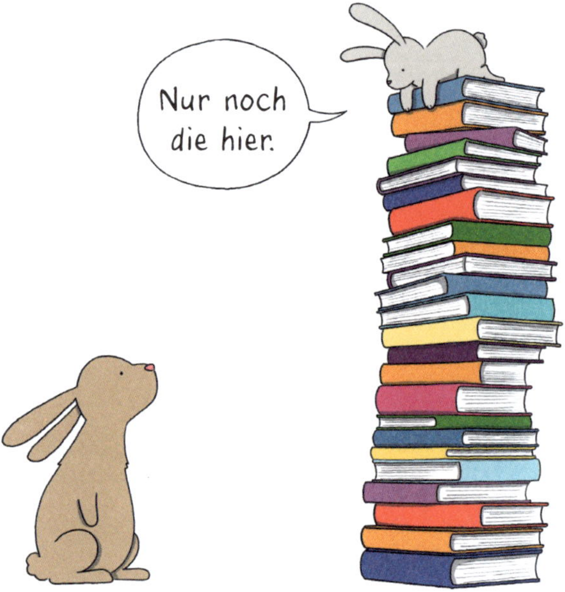

(Und wenn nicht,
wirst du es bald tun.
Versprochen.)

Denn hier kommt
ein Bilderbuch nur für dich.

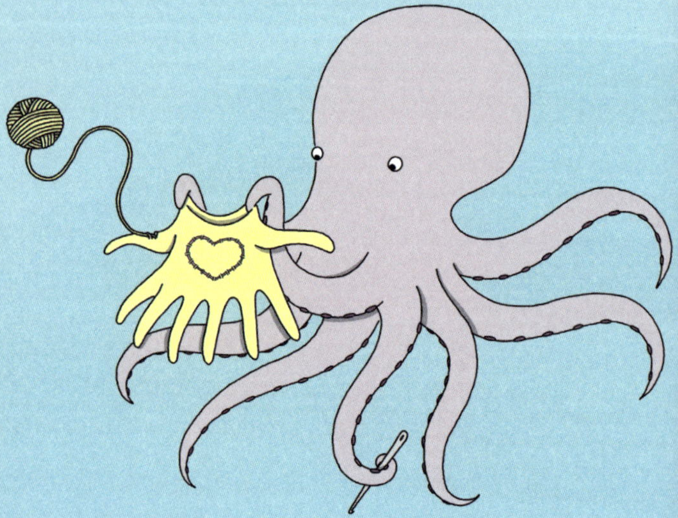

Mama werden ist ganz schön aufregend.

Manchmal geht alles ganz schnell.

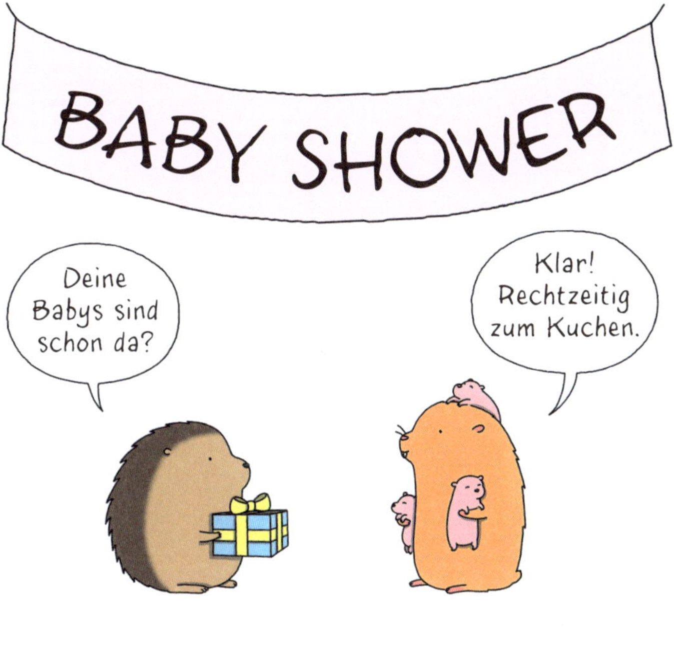
BABY SHOWER
Deine Babys sind schon da?
Klar! Rechtzeitig zum Kuchen.

Manchmal dauert es eine Weile.

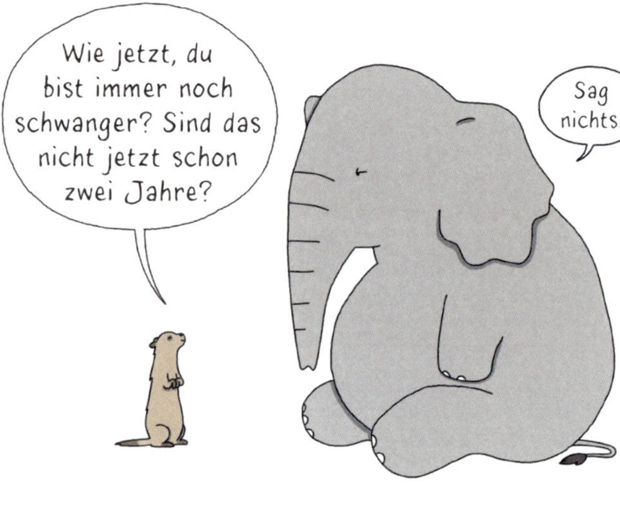
Wie jetzt, du bist immer noch schwanger? Sind das nicht jetzt schon zwei Jahre?
Sag nichts.

Manchmal fühlt es sich so an,
als würde man ewig warten.

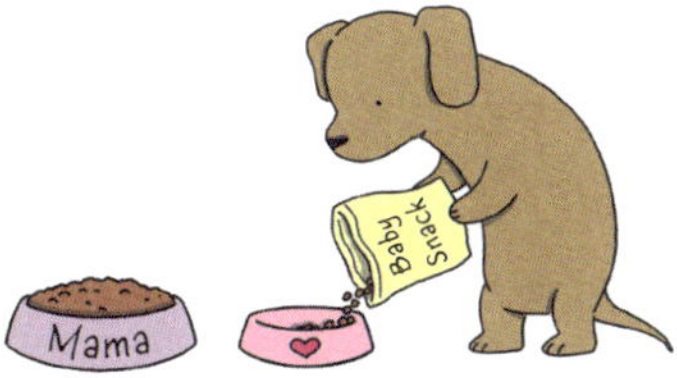

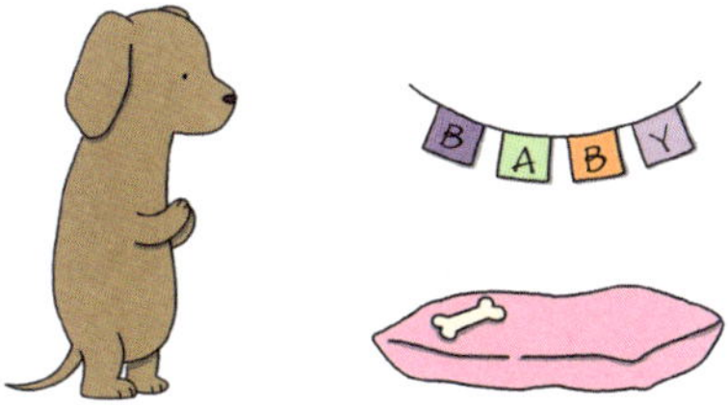

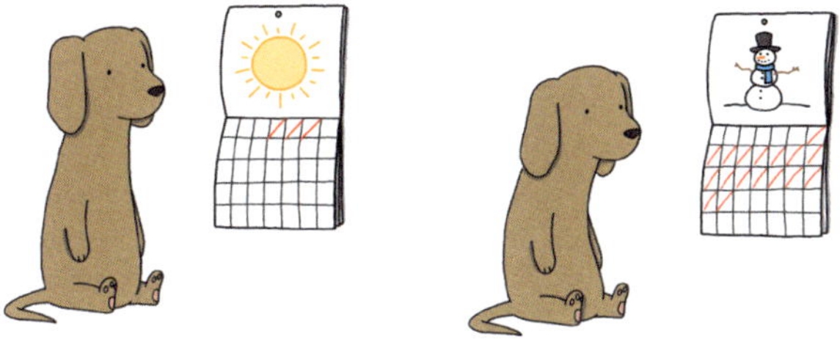

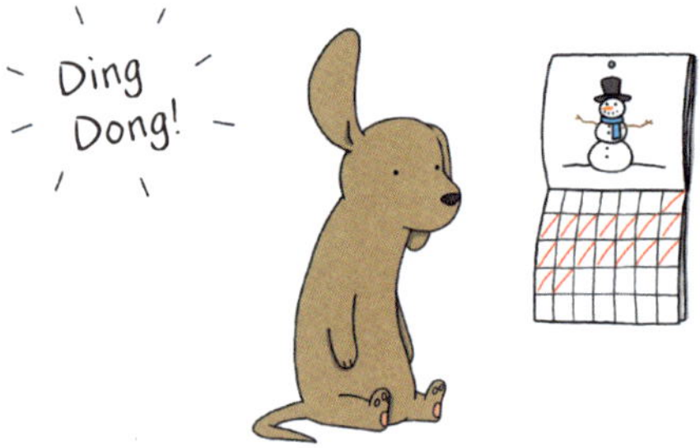
Ding Dong!

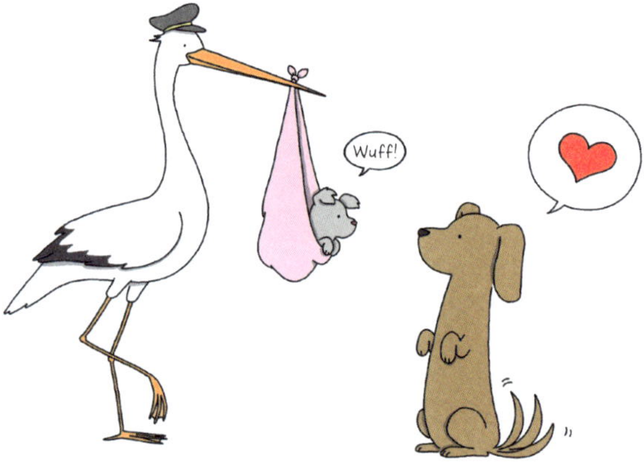
Wuff!

Manchmal kommt es ganz unerwartet.

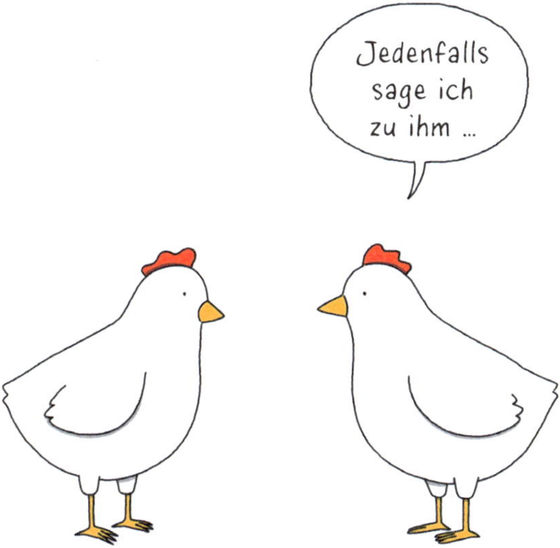

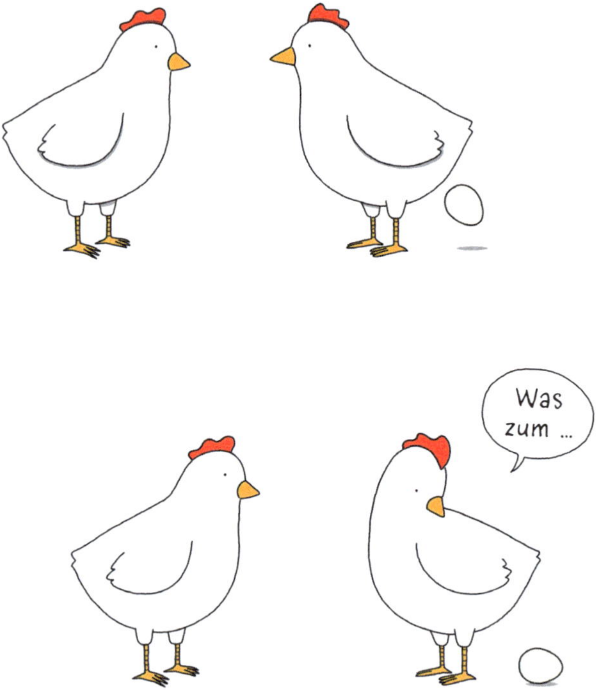
Was zum ...

Wie auch immer es passiert …

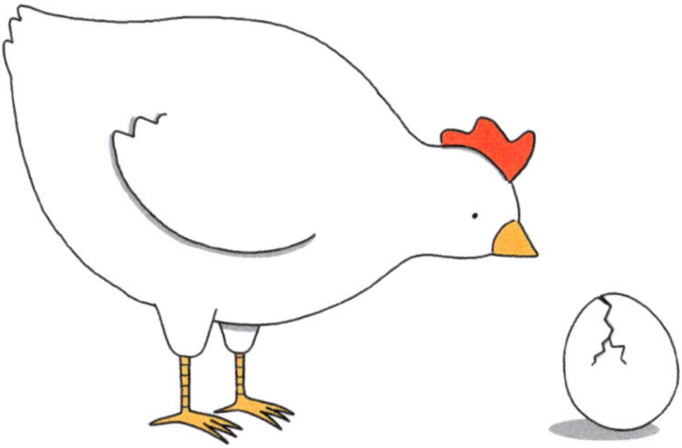

… diese wundervolle Reise hat gerade erst begonnen.

Heute ist es soweit.
Dein kleiner Schatz ist endlich da.

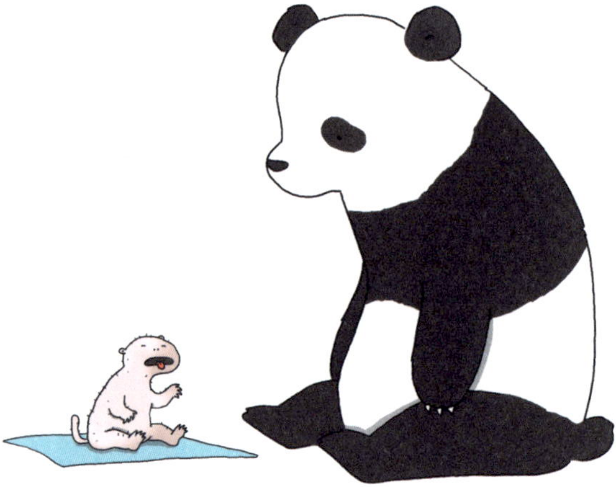

Er ist perfekt.

Dieses einzigartige Geschenk
darfst du für immer lieben.

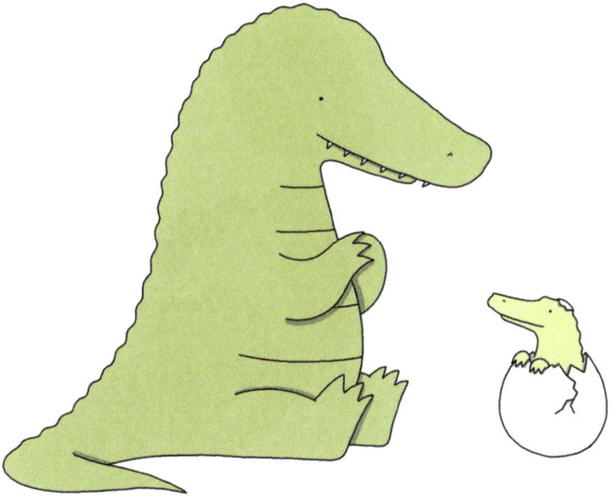

Was für ein Glück!

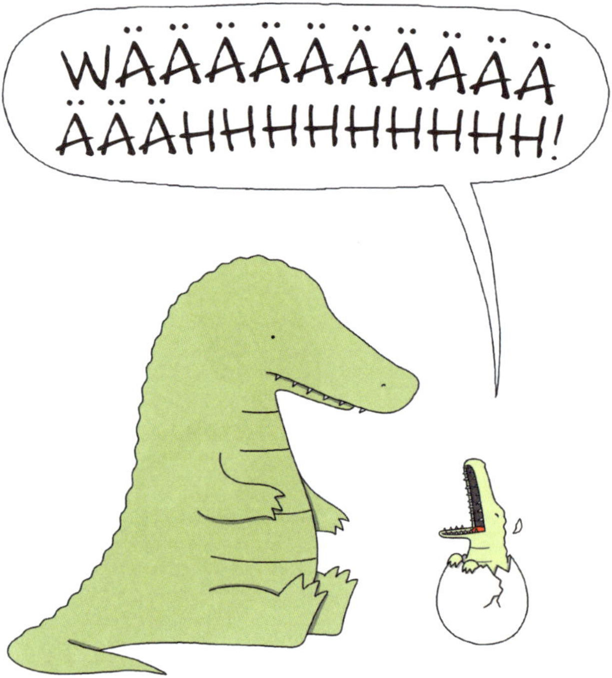
WÄÄÄÄÄÄÄÄÄÄ
ÄÄÄHHHHHHHHH!

Klar, die Verantwortung für ein neugeborenes Baby kann anfangs verunsichern.

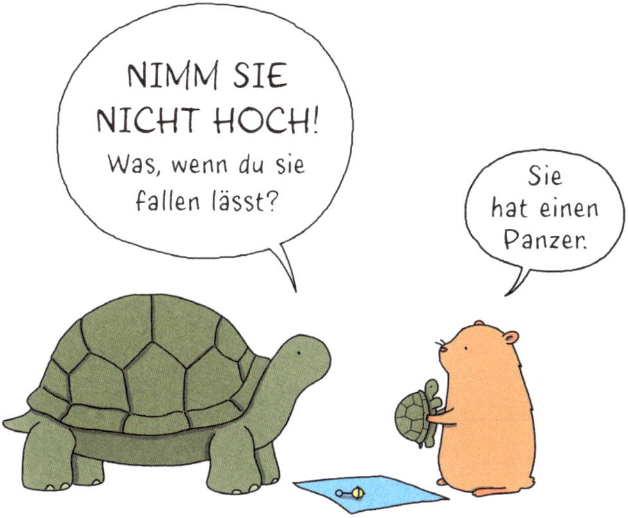
NIMM SIE NICHT HOCH! Was, wenn du sie fallen lässt?
Sie hat einen Panzer.

Okay ... es ist beängstigend.

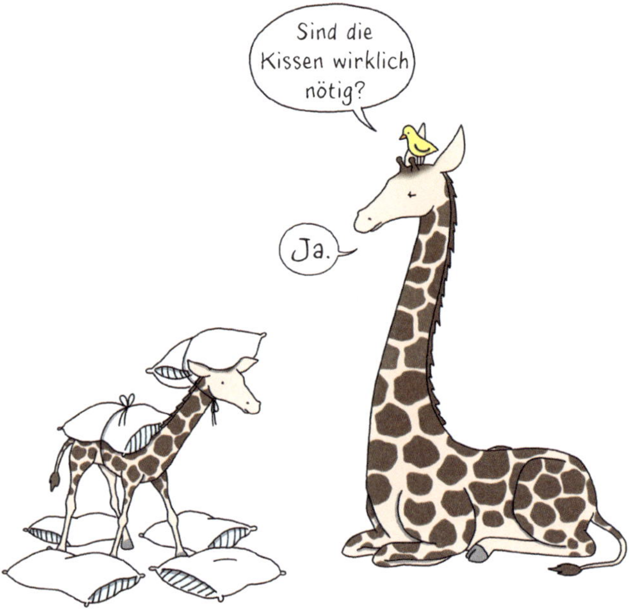

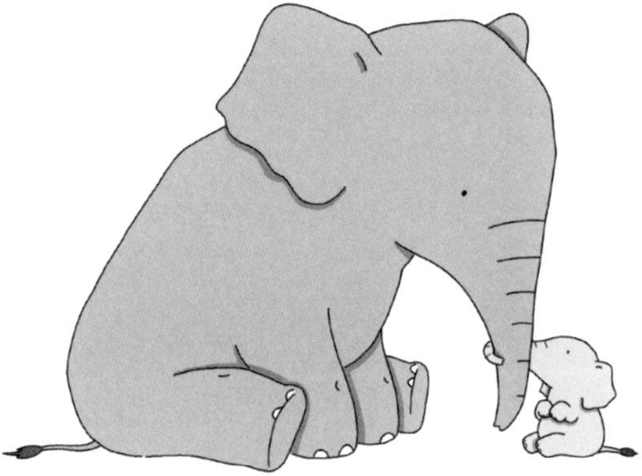

Manchmal versteht ihr
euch auf Anhieb.

Manchmal auch nicht.

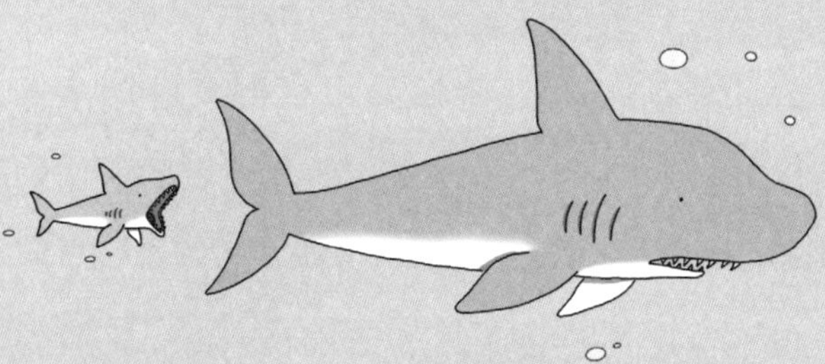

(Das ist übrigens völlig normal).

Die ersten Wochen können herausfordernd sein. Zum Glück bekommst du eine Menge Tipps.

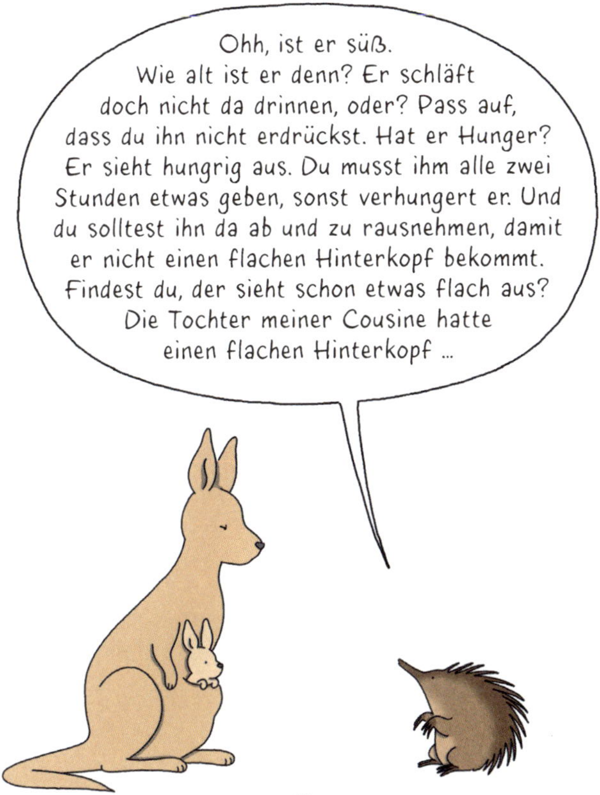
Ohh, ist er süß. Wie alt ist er denn? Er schläft doch nicht da drinnen, oder? Pass auf, dass du ihn nicht erdrückst. Hat er Hunger? Er sieht hungrig aus. Du musst ihm alle zwei Stunden etwas geben, sonst verhungert er. Und du solltest ihn da ab und zu rausnehmen, damit er nicht einen flachen Hinterkopf bekommt. Findest du, der sieht schon etwas flach aus? Die Tochter meiner Cousine hatte einen flachen Hinterkopf …

Was war noch mal Schlaf?

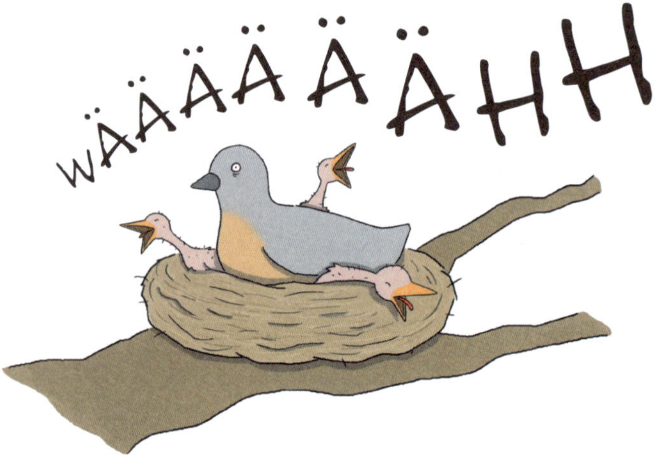

Nun, der ist für dich
erstmal gestrichen.

Stattdessen gibt's
Stimmungsschwankungen ...

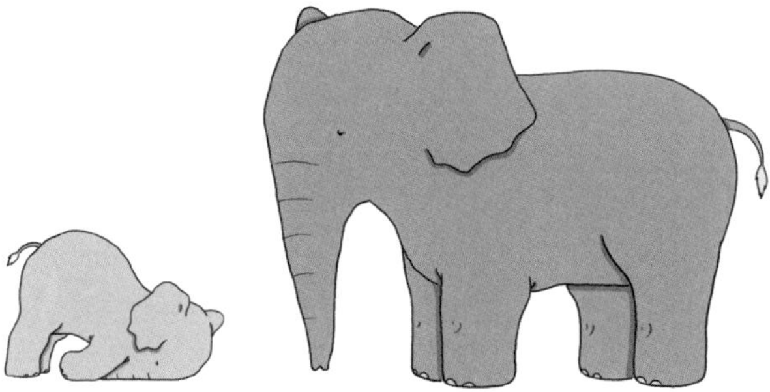

... und kaum
noch Zeit für
dich selbst.

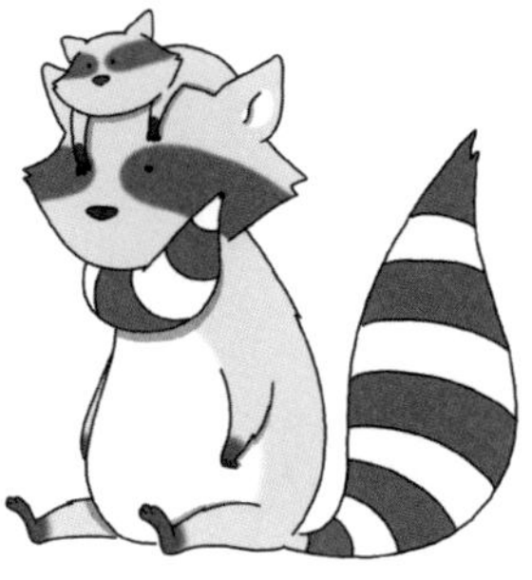

Womöglich wirst du dich eine Zeit lang
nicht wiedererkennen.

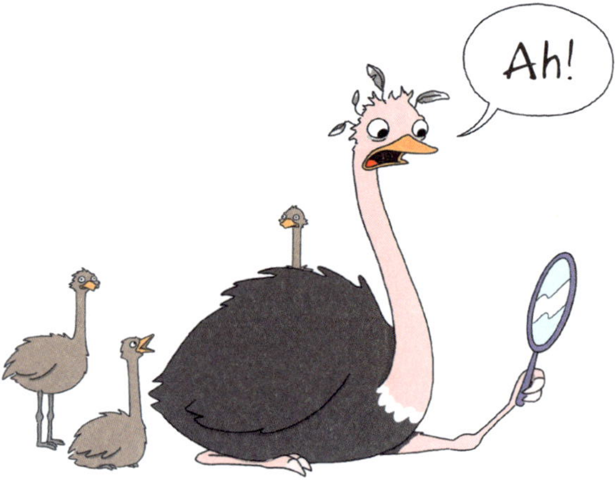

Manchmal hast du vielleicht sogar den Eindruck, dass du dich ein Stück weit selbst verlierst.

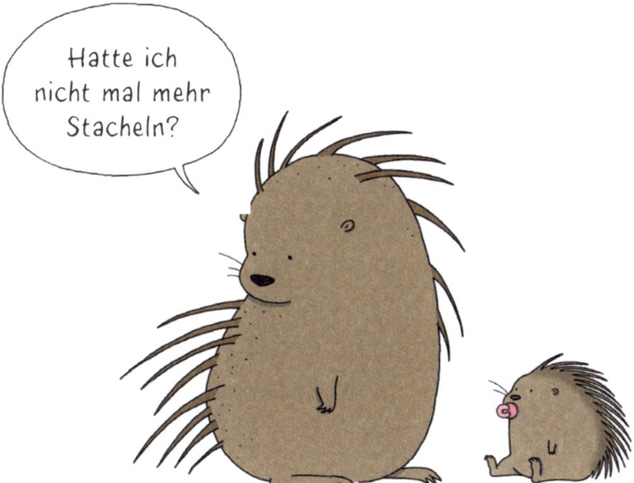

Diese Zeit mag sich
endlos anfühlen,
doch das ist sie nicht.

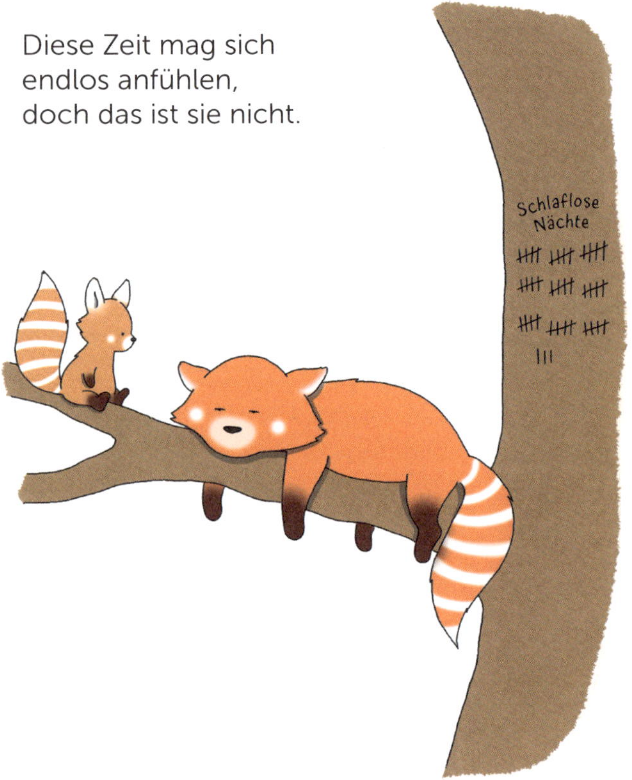

Eines schönen Tages ist es soweit.
Dein Baby ...

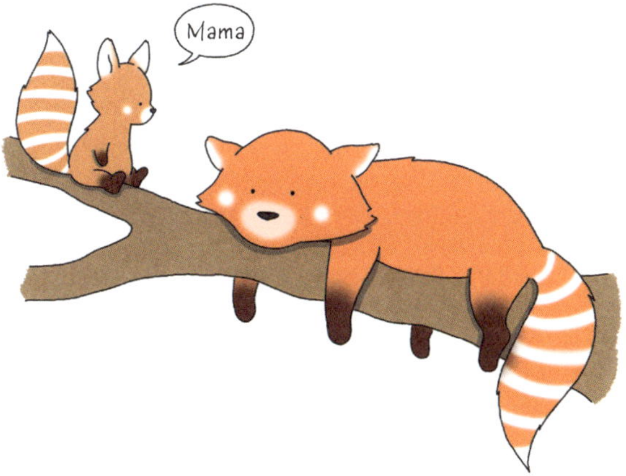

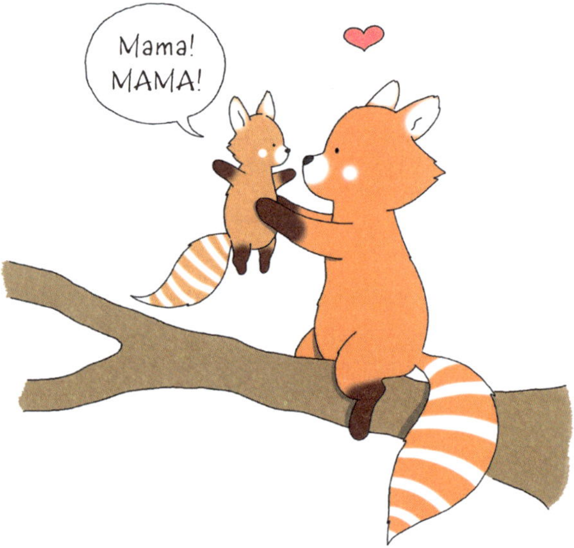

... lernt sprechen ...

... und hört vielleicht nie ...

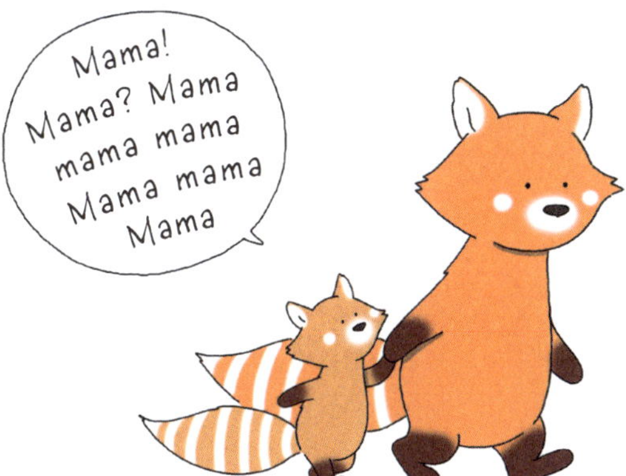

... nie ...

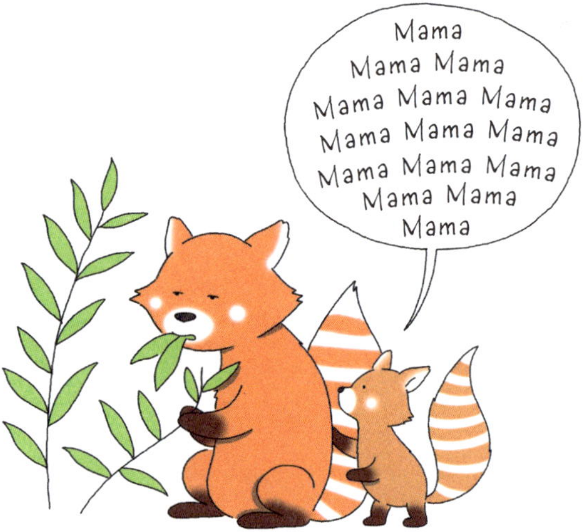
Mama
Mama Mama
Mama Mama Mama
Mama Mama Mama
Mama Mama Mama
Mama Mama
Mama

… wieder damit auf.

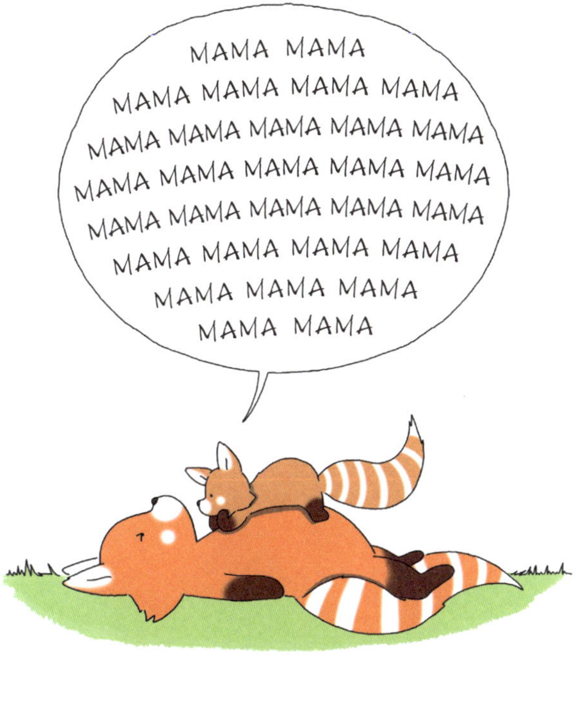

Du glaubst, einen Säugling zu
versorgen, war kompliziert?

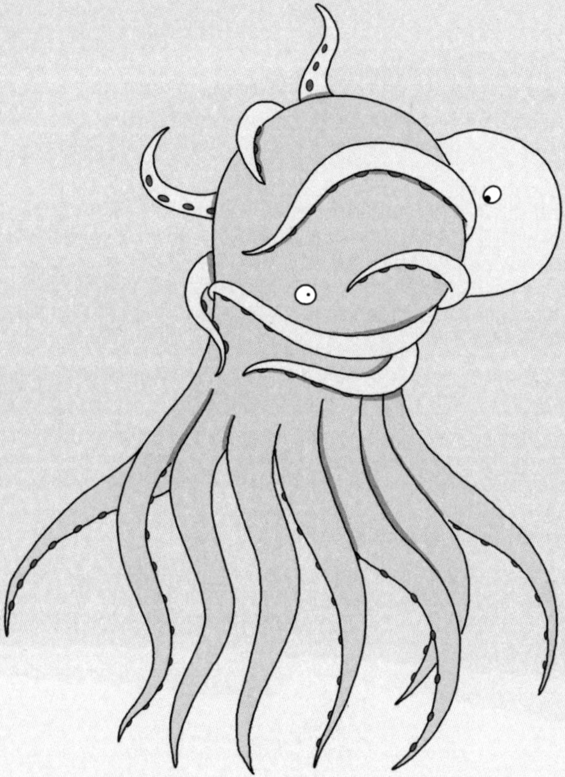

Warte nur, bis du es mit einem Kleinkind zu tun hast.

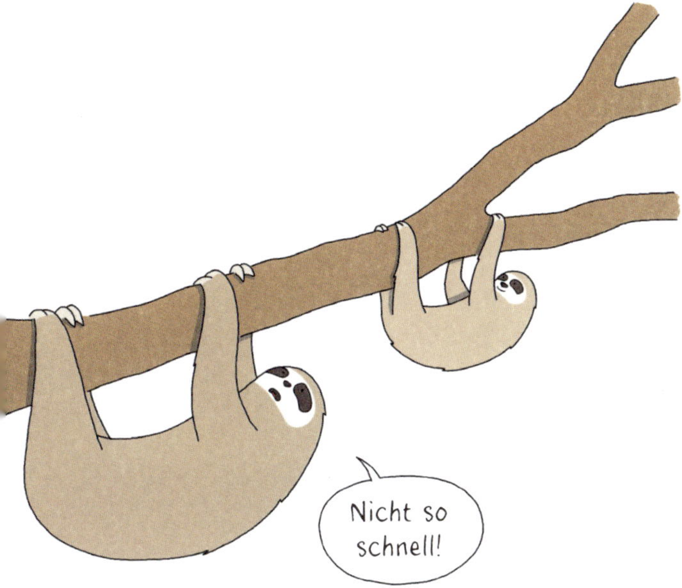

Du kannst dich auf
viele Fragen einstellen.

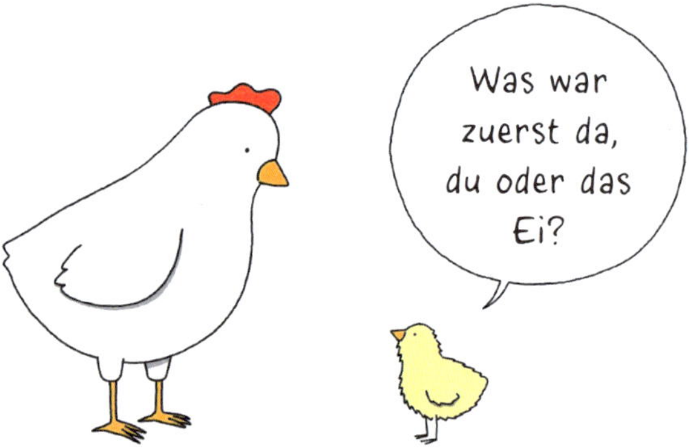

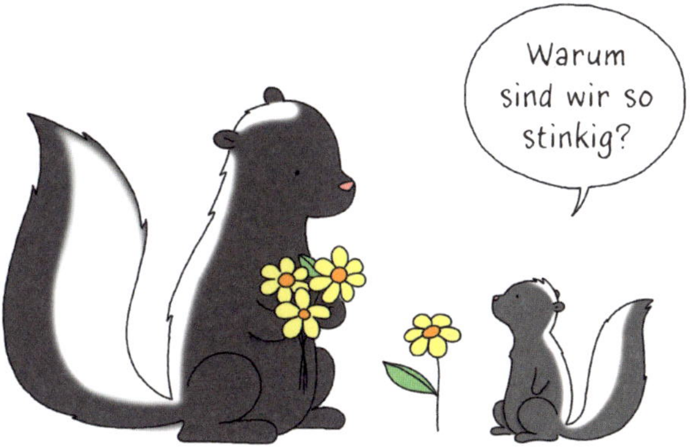
Warum sind wir so stinkig?

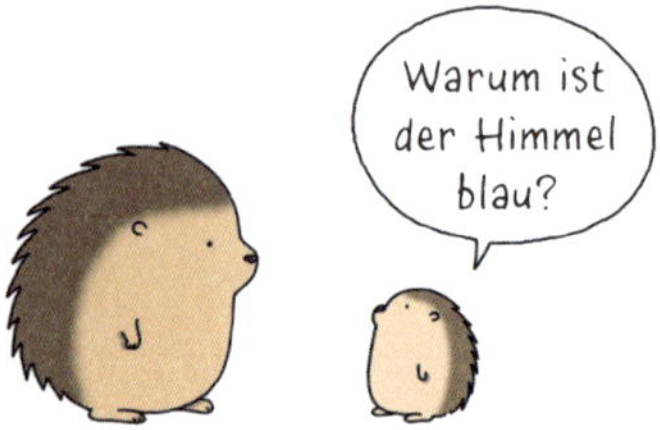
Warum ist der Himmel blau?

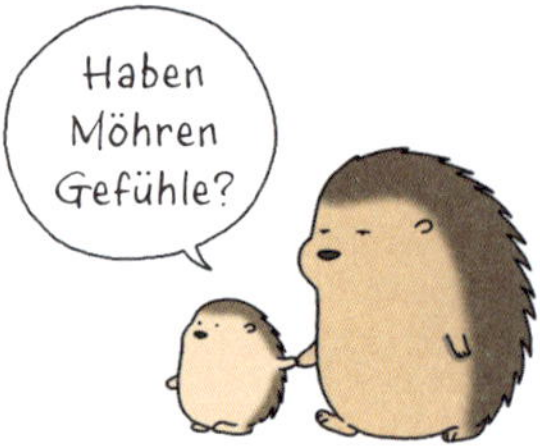
Haben Möhren Gefühle?

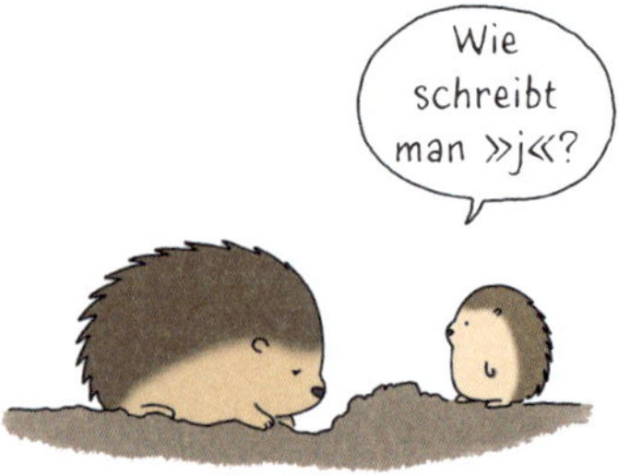
Wie schreibt man »j«?

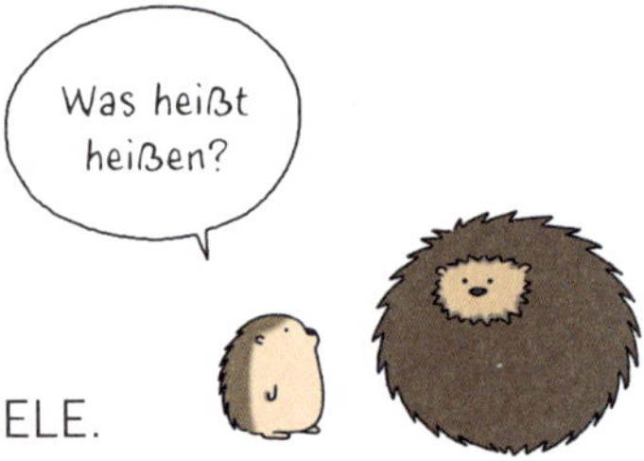
Was heißt heißen?

Also, wirklich VIELE.

Aber auch auf jede Menge Spaß.

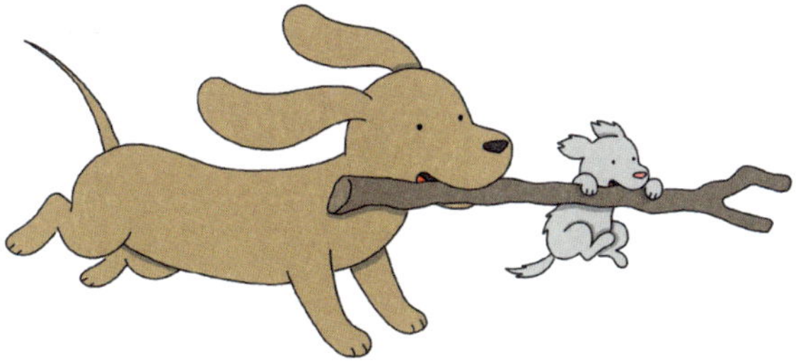

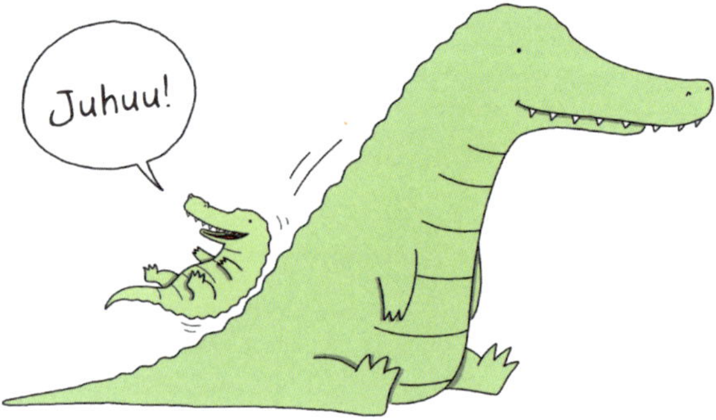
Juhuu!

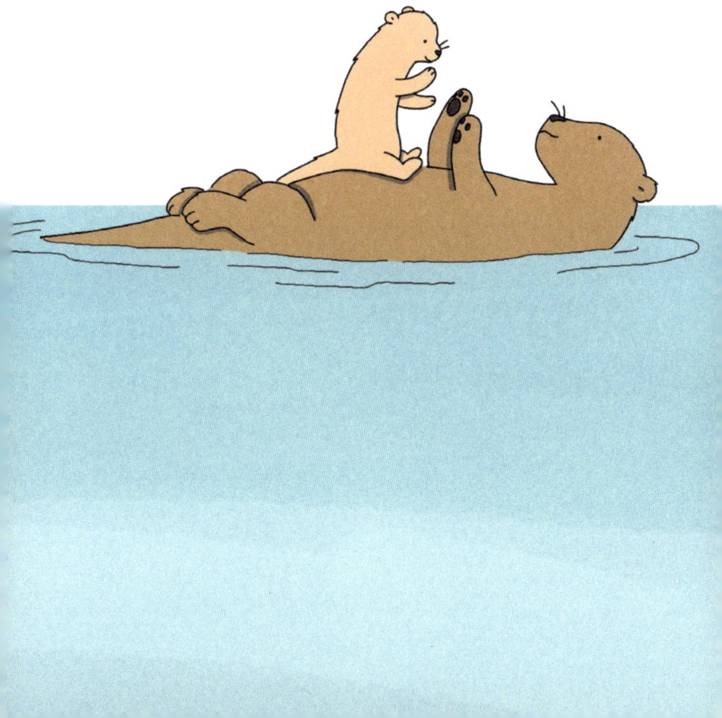

Und ehe du dich's versiehst,
wird aus deinem Baby dein Kind …

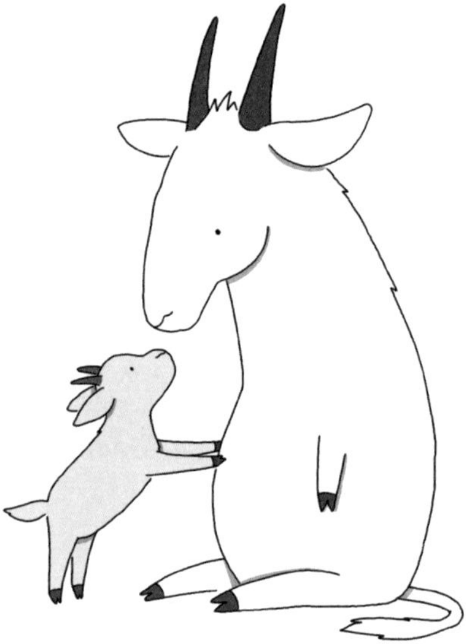

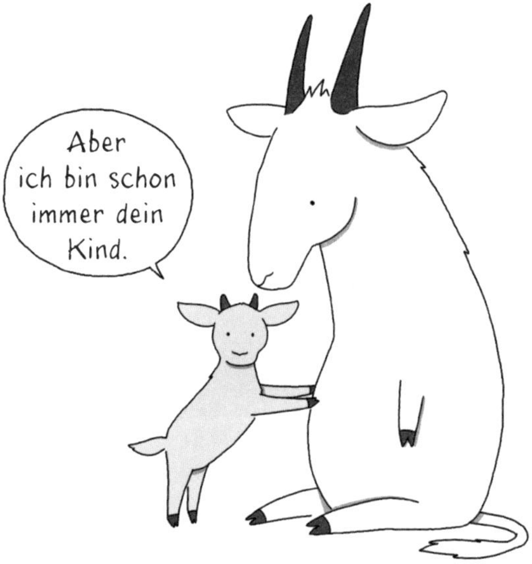

(Du weißt, was ich meine.)

... das Stück für Stück
selbstständiger wird.

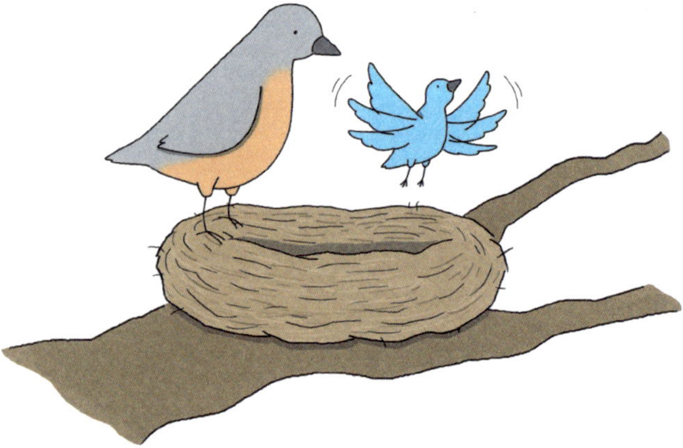

Manchmal wird es peinlich.

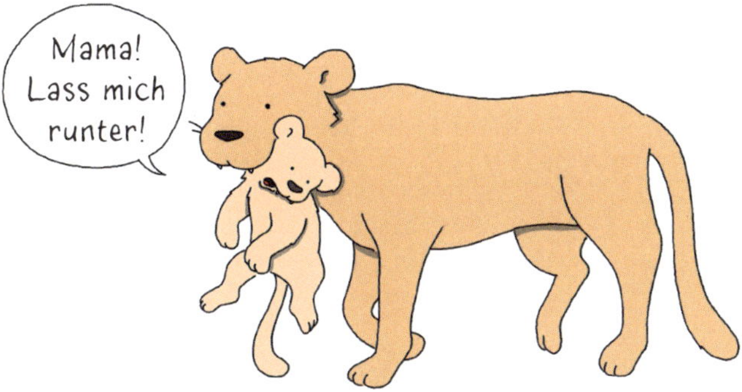

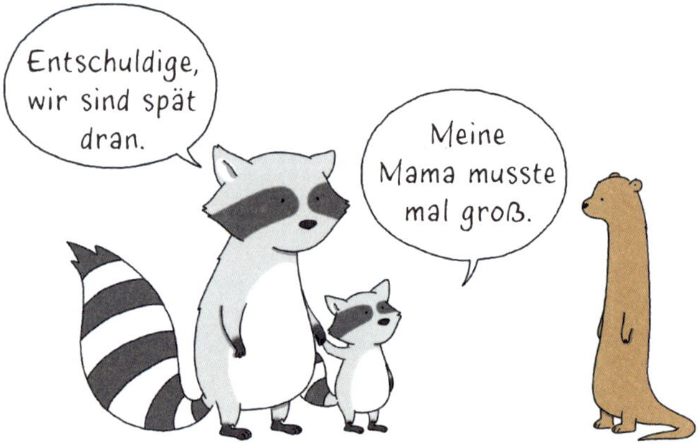
Entschuldige, wir sind spät dran.
Meine Mama musste mal groß.

(Für euch beide.)

Es gibt viel zu lernen.

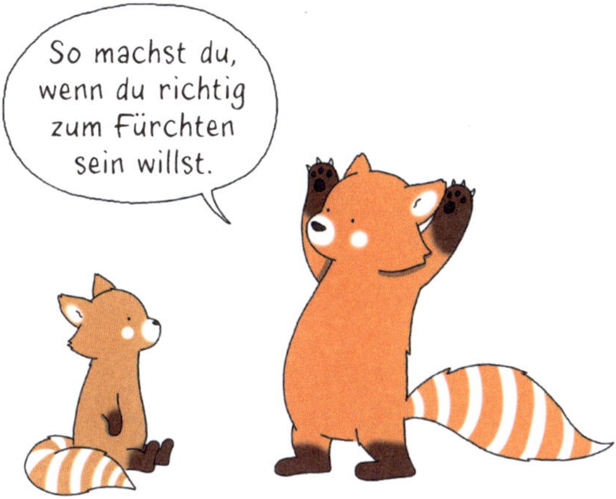
So machst du, wenn du richtig zum Fürchten sein willst.

(Für euch beide.)

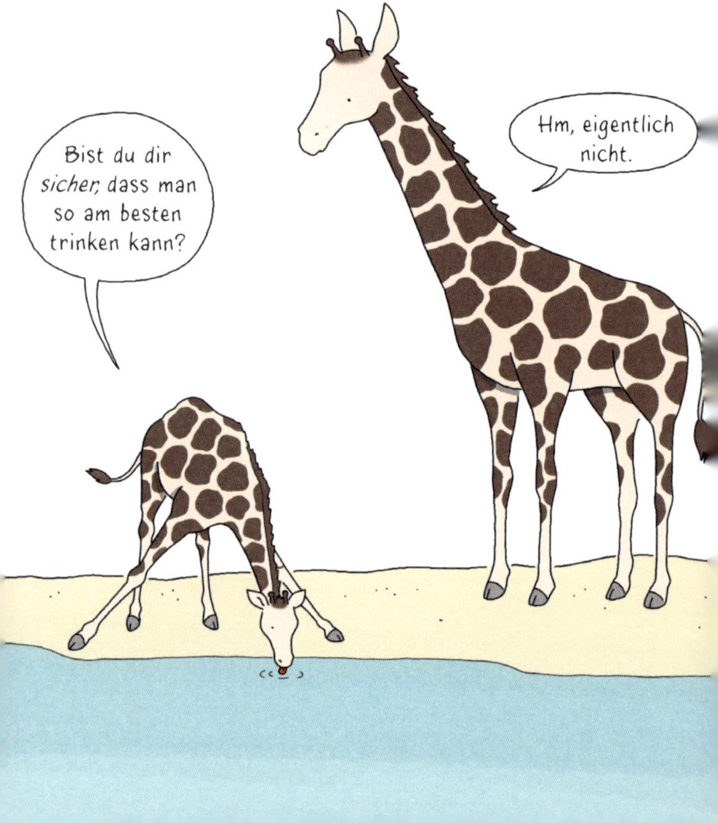
Bist du dir *sicher*, dass man so am besten trinken kann?
Hm, eigentlich nicht.

Bald steht dir ein Teenager gegenüber.

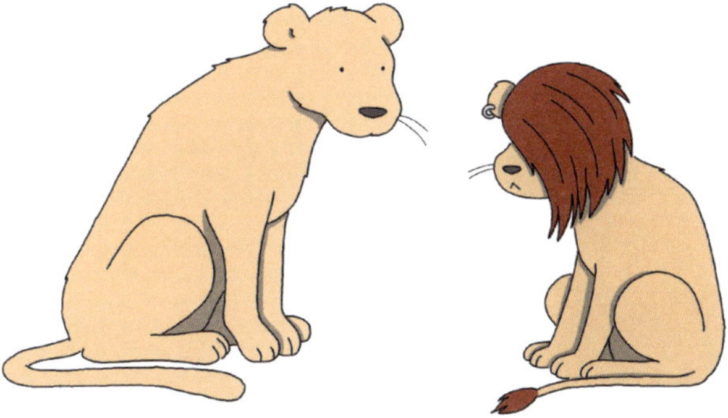

Die sind reizend.

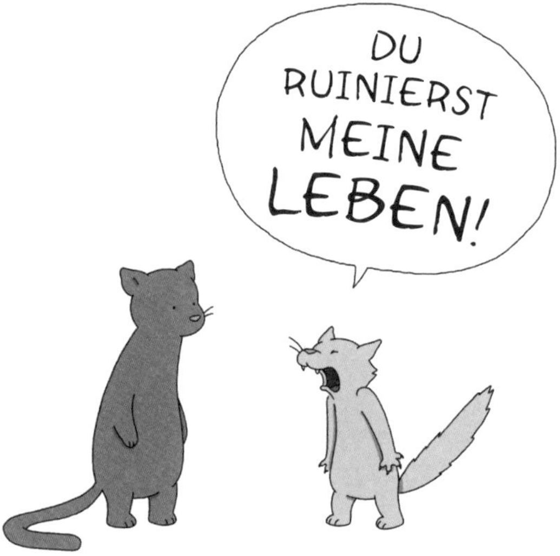

Es wird Meinungsverschiedenheiten geben …

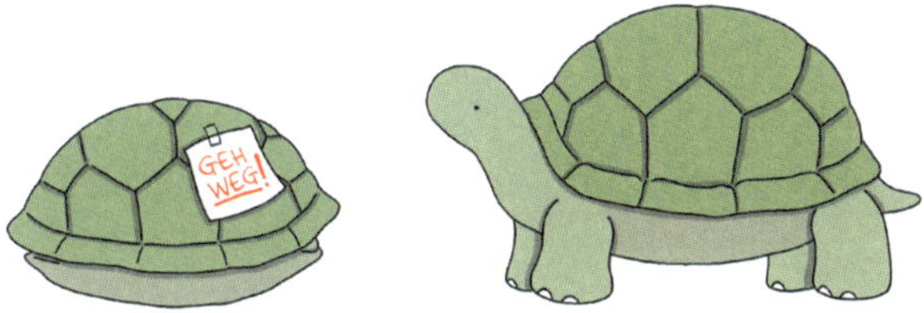

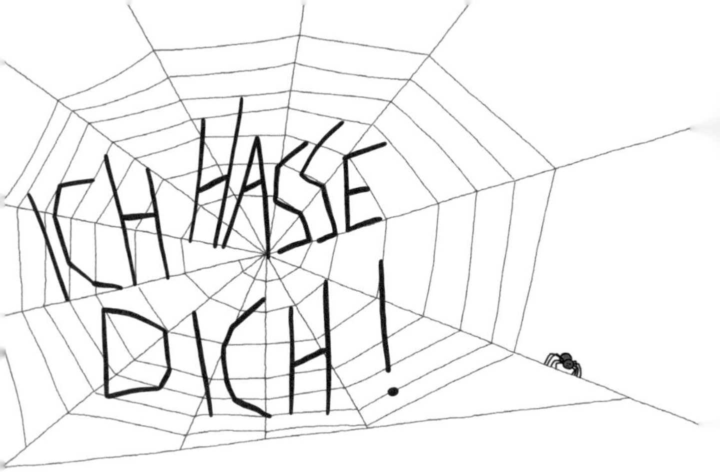

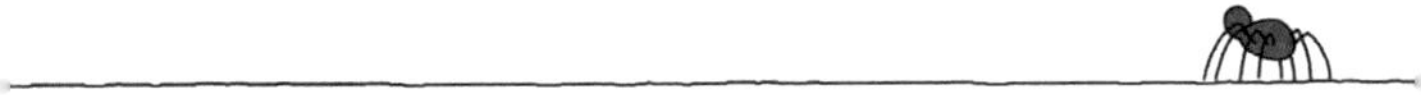

… und ganz viel Drama.

Doch auch vertraute Gespräche …

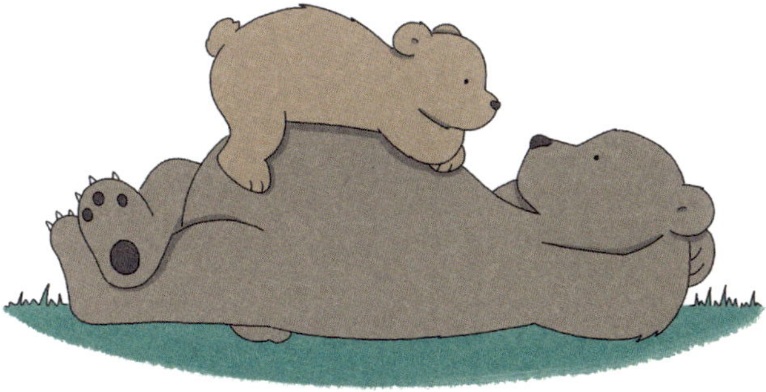

... und gemeinsame
Lachanfälle ...

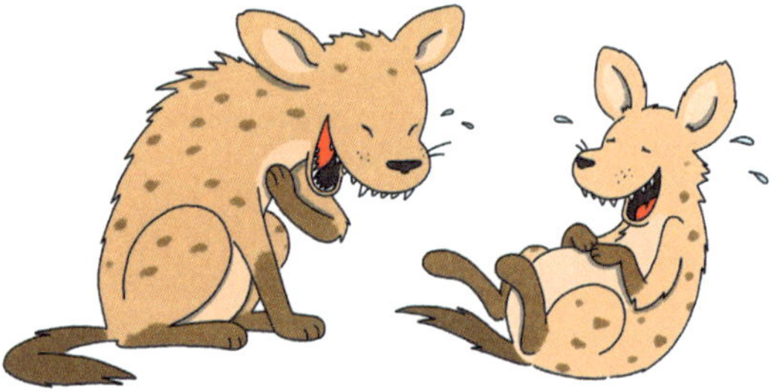

... und ganz ...

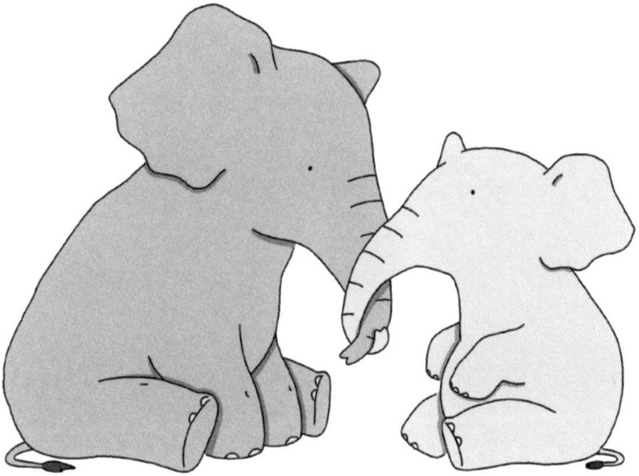

... ganz ...

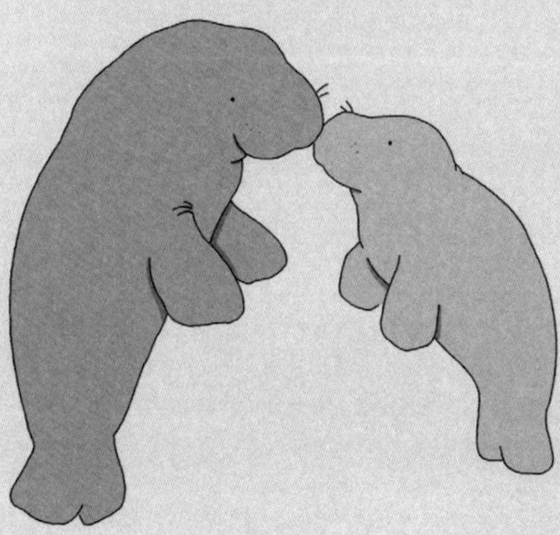

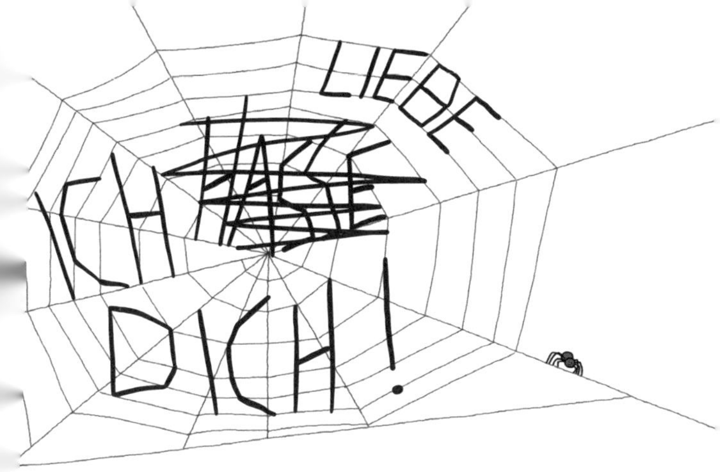

... viel Liebe.

Wo ist die Zeit geblieben?

Es kommt mir so vor, als seist du vor einem Monat noch klein gewesen.

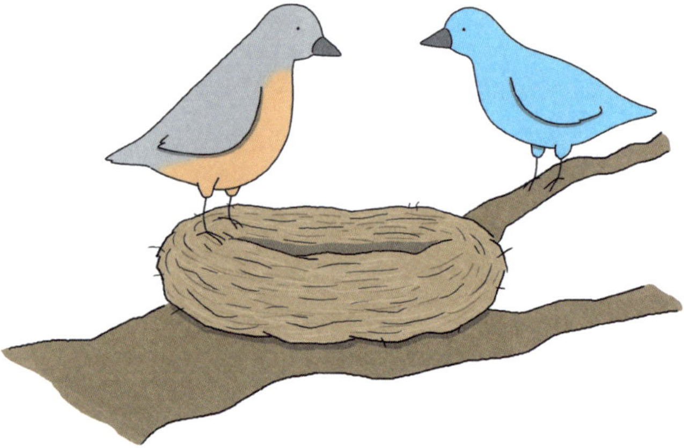

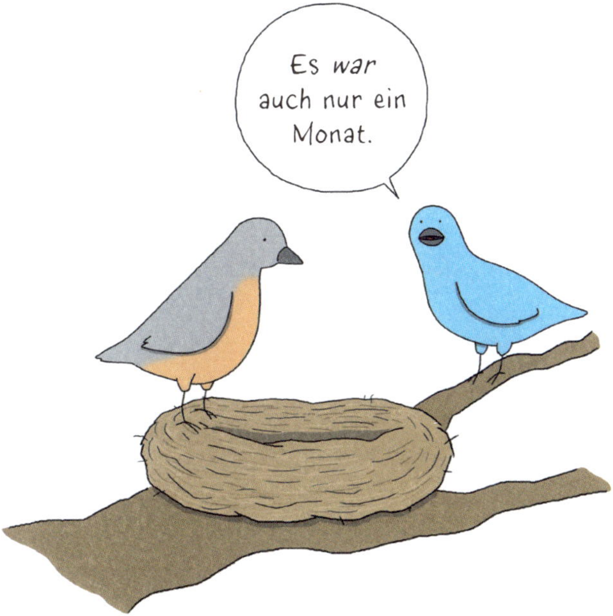

(Du weißt, was ich meine.)

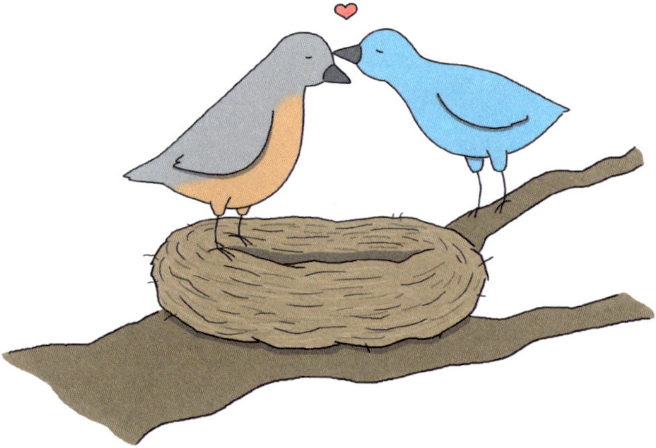

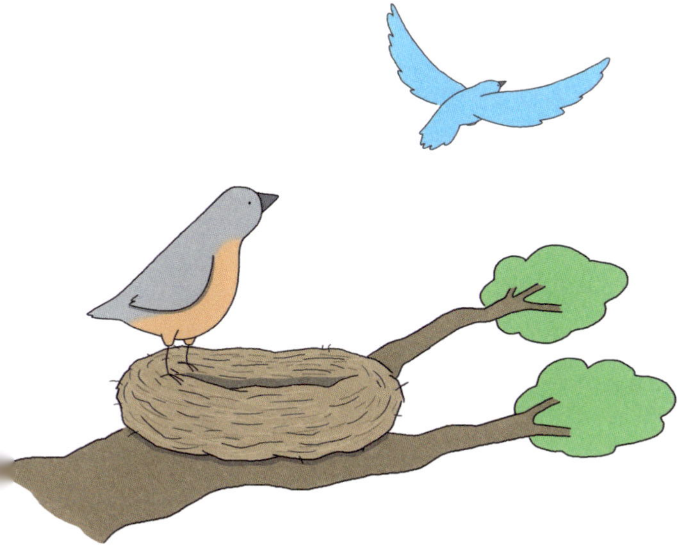

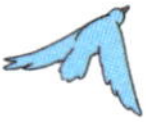

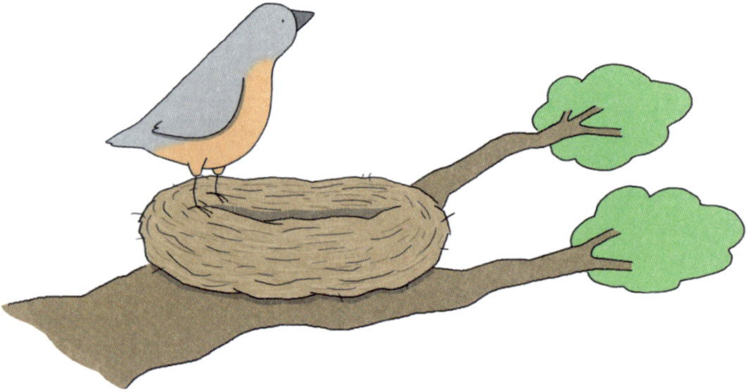

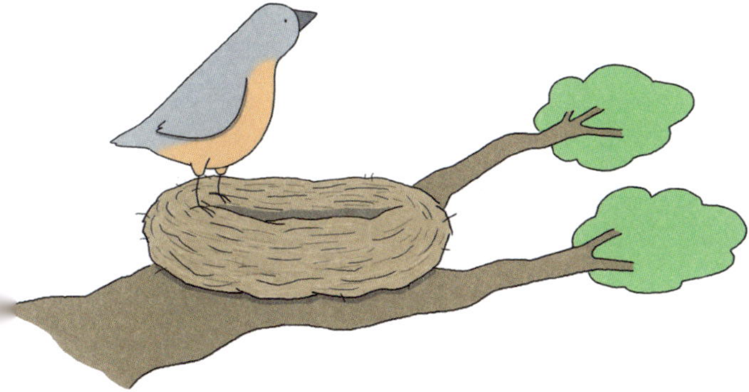

Dieser Teil ist schwer.

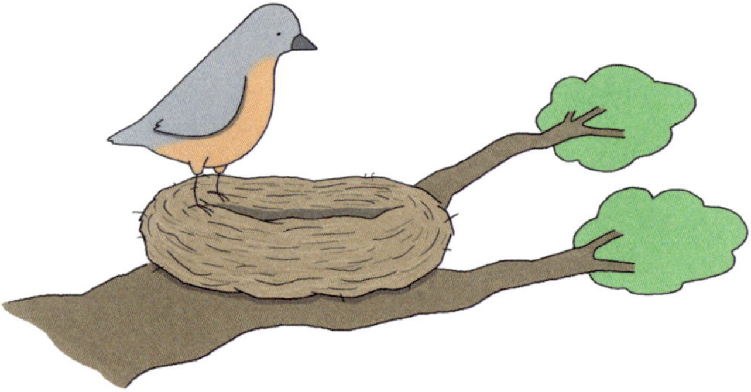

Doch du bist nicht allein!

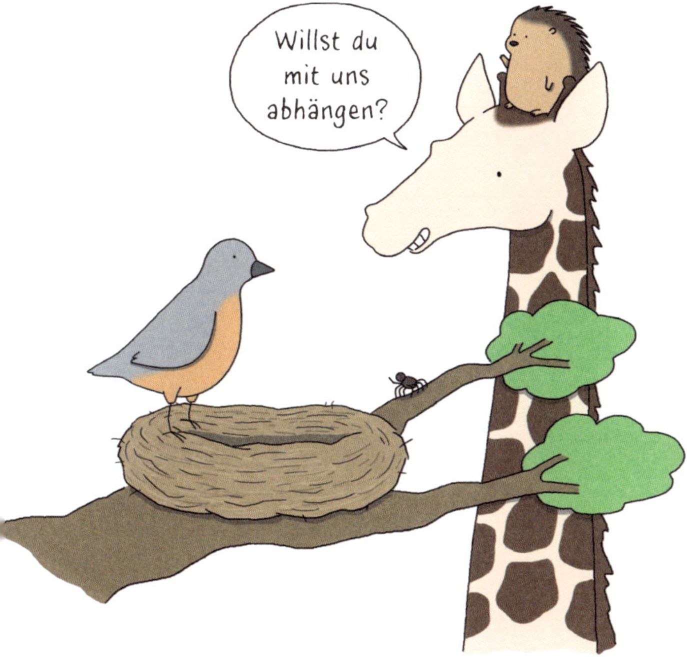

Und du wirst es überstehen.

Schließlich wissen Mamas schon seit
Millionen von Jahren, was sie tun.

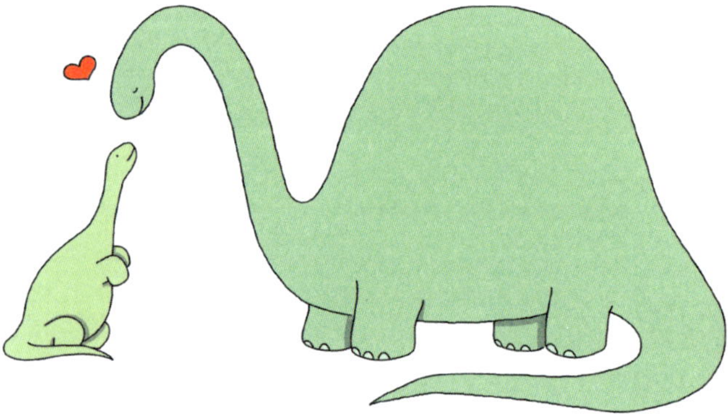

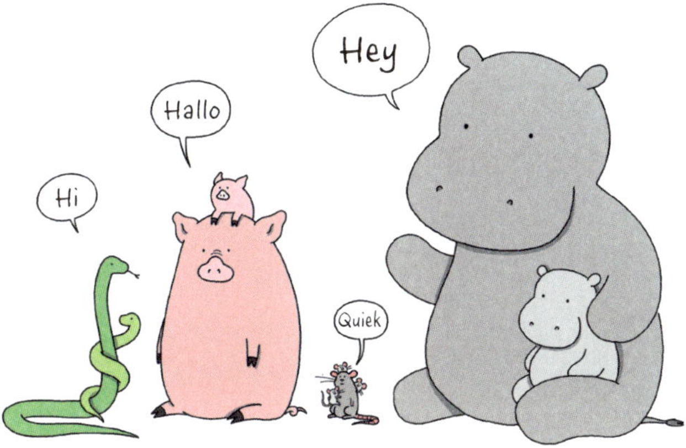

Und es gibt Milliarden Mamas
aller Art da draußen.

Jüngere Mamas ...

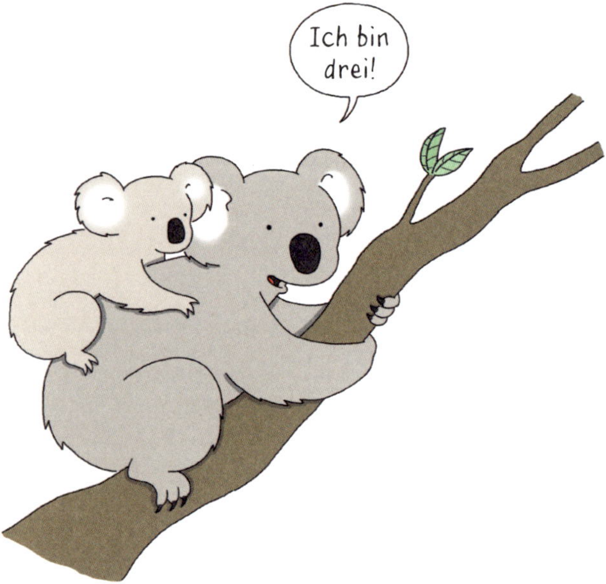

... und ältere Mamas.

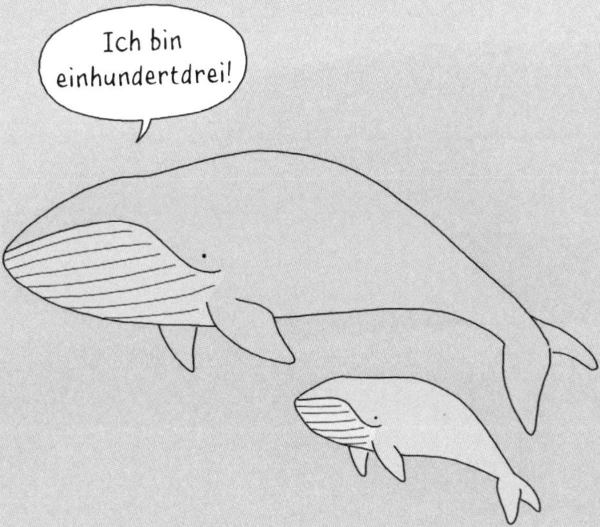

Mamas, die wie ihre Kinder aussehen ...

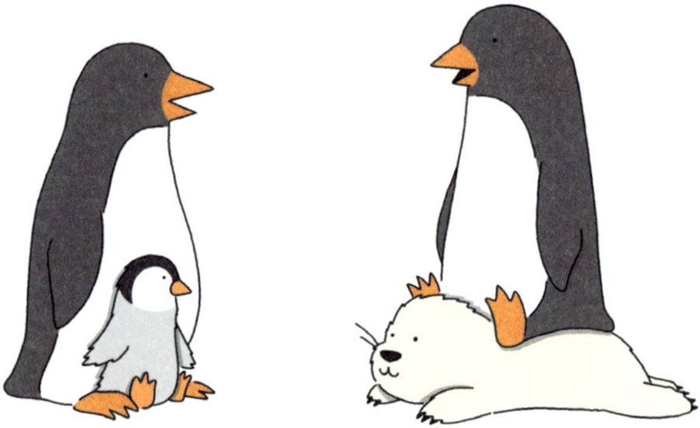

... oder auch nicht.

Auch Oma und Opa können Mamas sein,

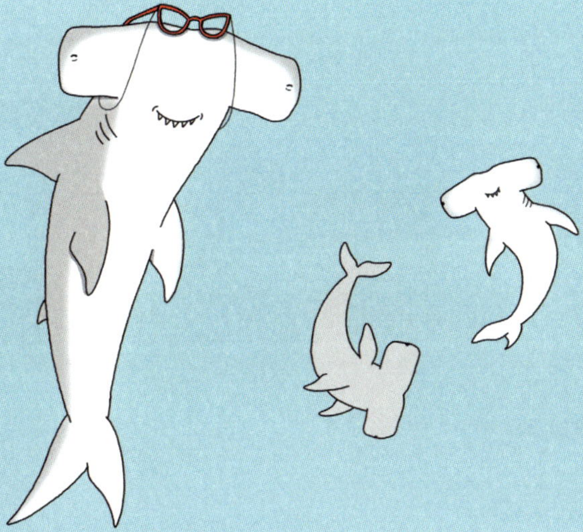

Tanten, Onkel, Geschwister und Freunde.

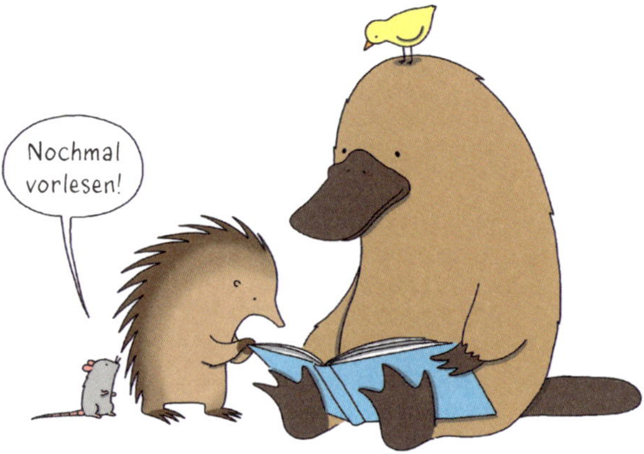

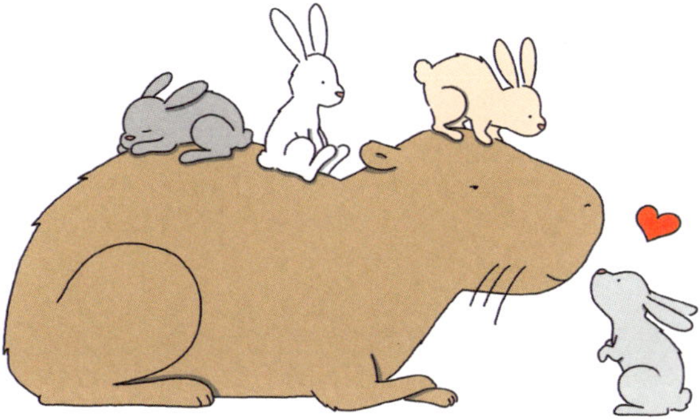

Es gibt Stiefmamas und Pflegemamas.

Manche Mamas warten sehnsüchtig.

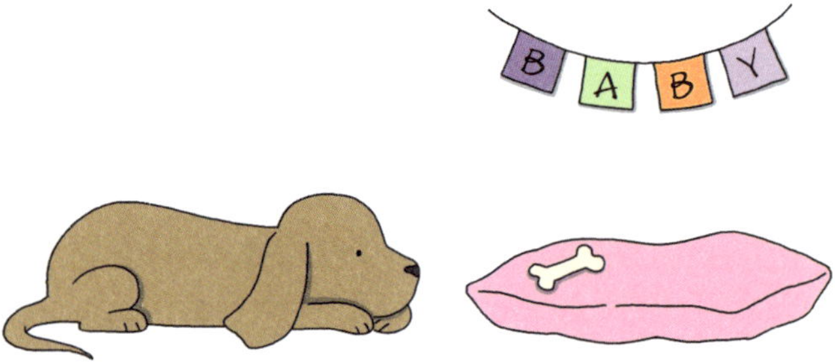

Andere mussten sich zu früh verabschieden.

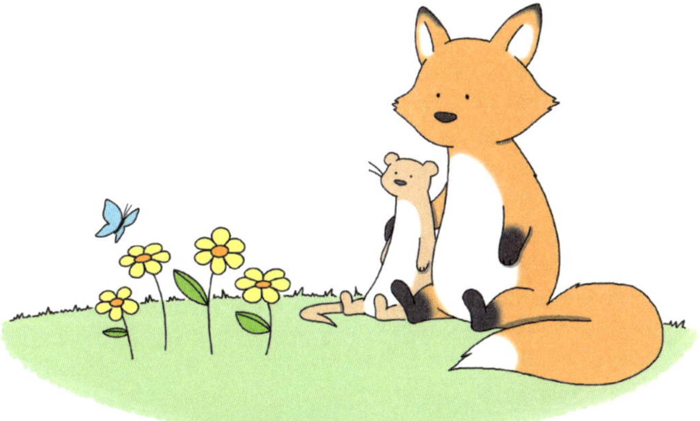

In manchen Familien gibt es
mehr als eine Mama.

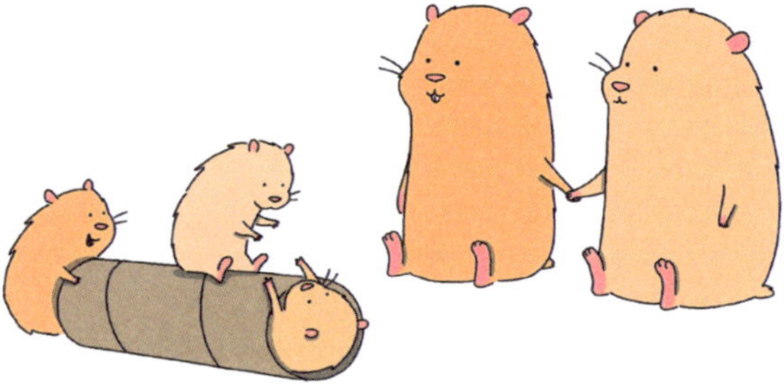

Oder jemand anderen,
der die Mamarolle übernimmt.

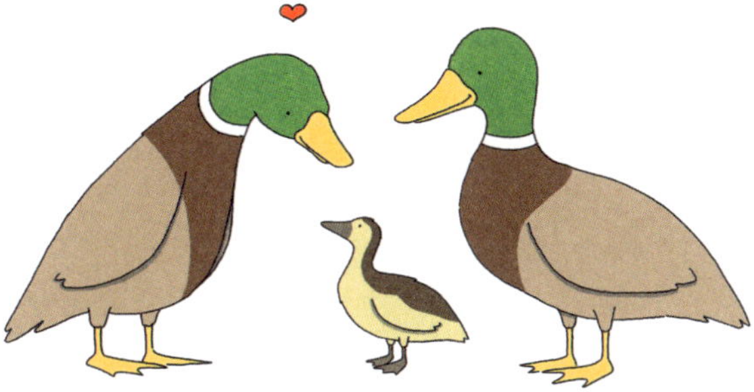

Mamas gehen
arbeiten …

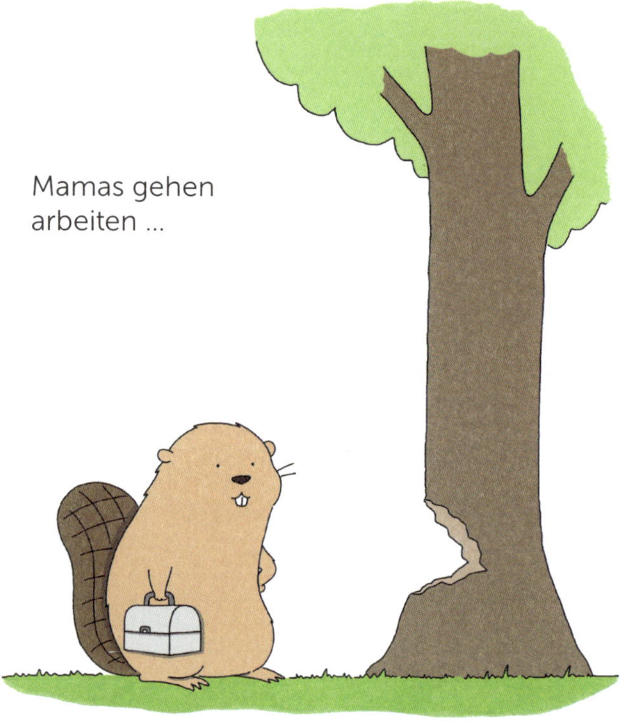

... oder bleiben zu Hause.

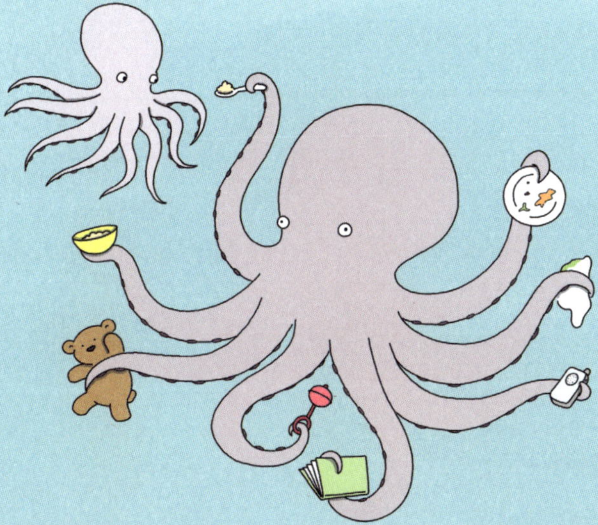

(Sie arbeiten auch!)

Manche Mamas haben Unterstützung.

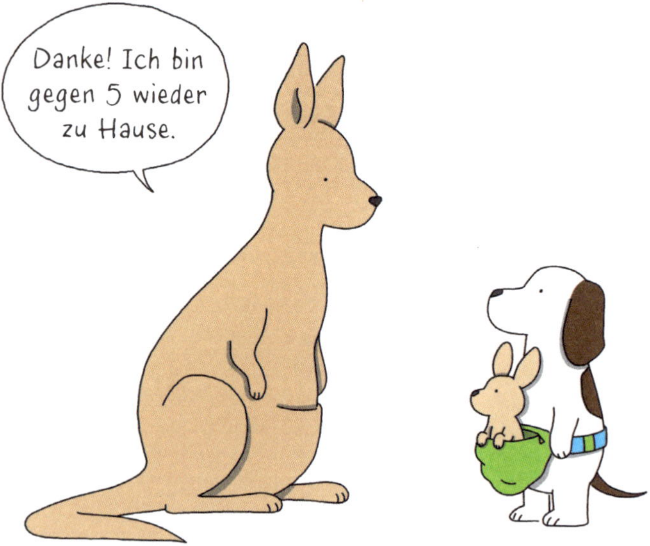

Andere schaukeln die Sache allein.

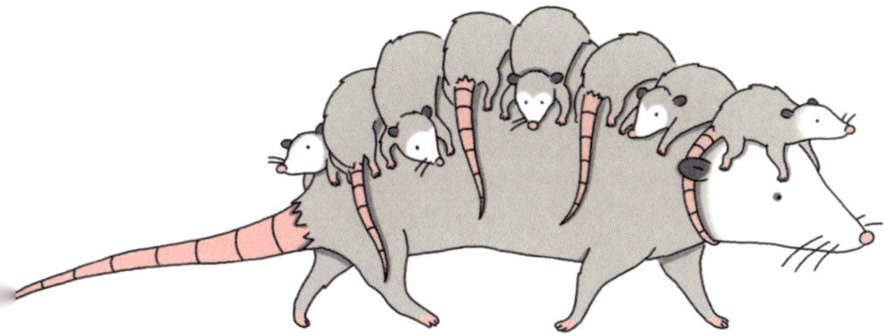

Es gibt Mamas, die nicht gehen können.

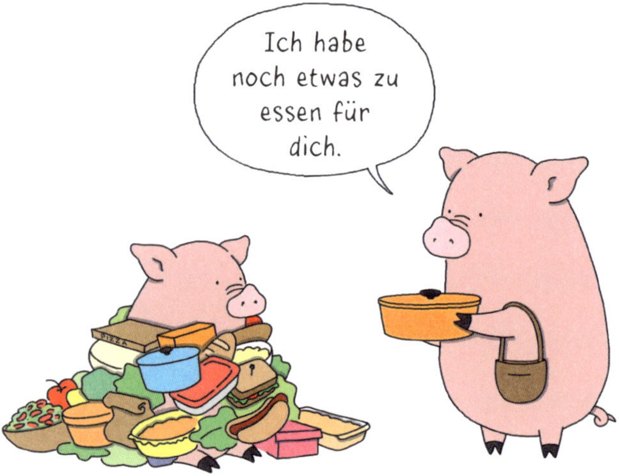

Und Mamas, die viel zu früh gehen.

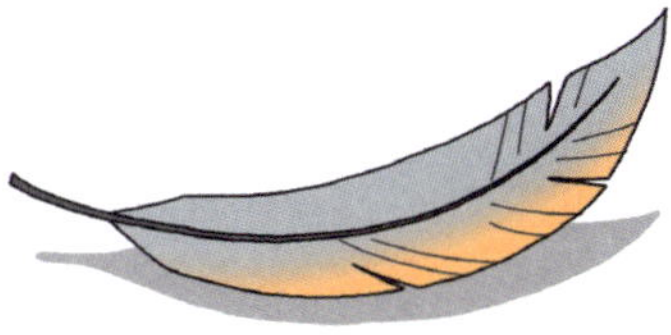

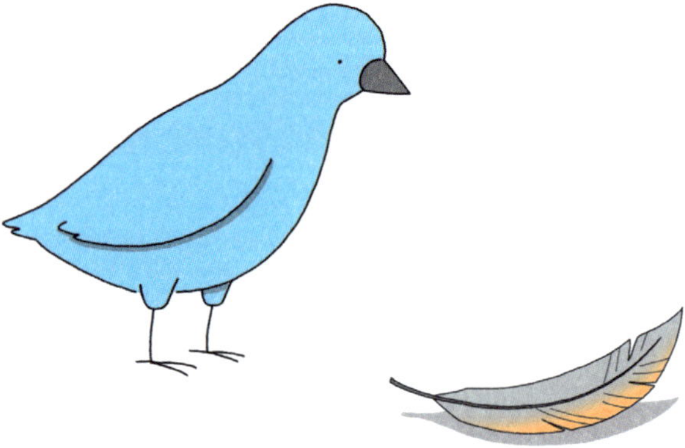

Das ist schwer.

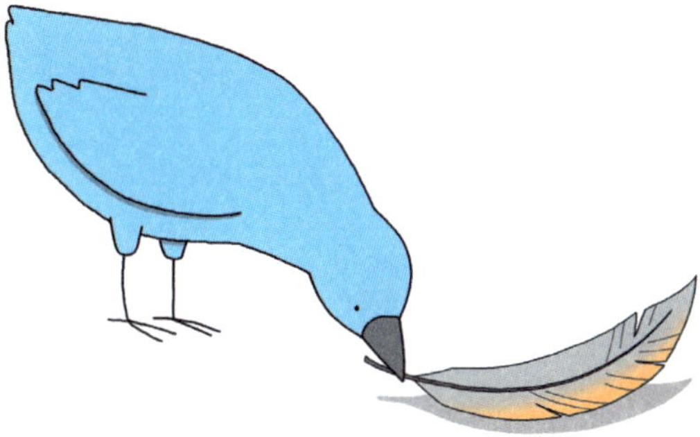

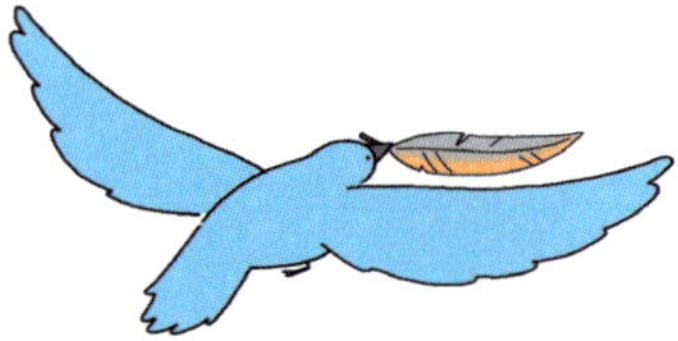

Doch Mamas gehen nie ganz.

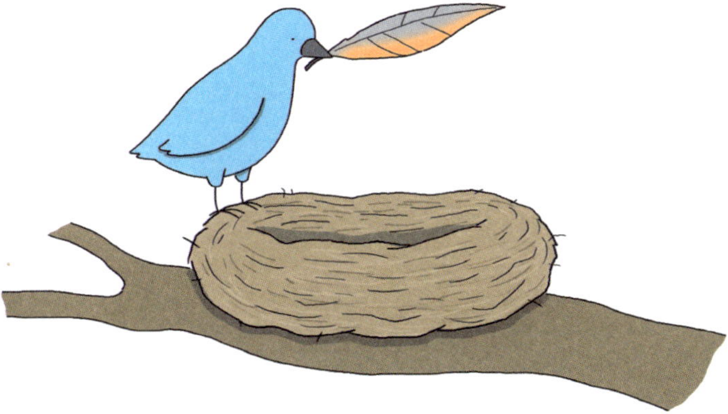

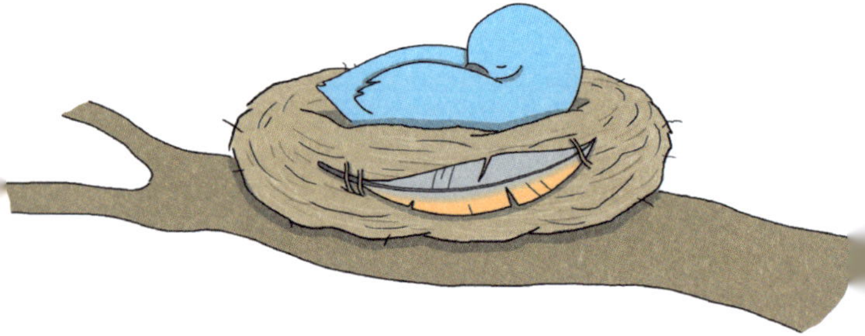

Denn deine Worte ...

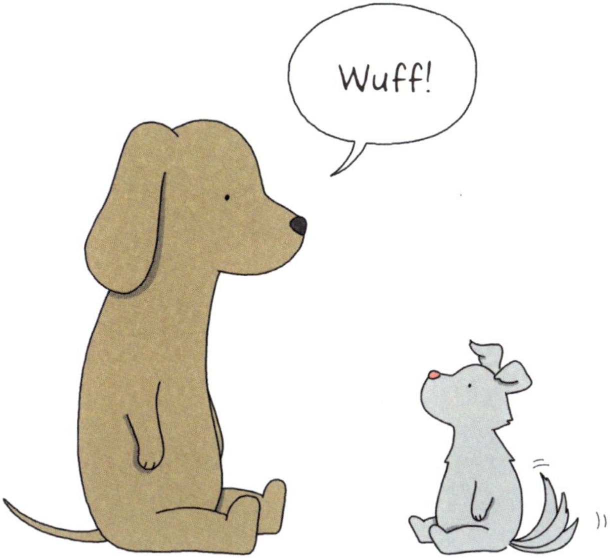

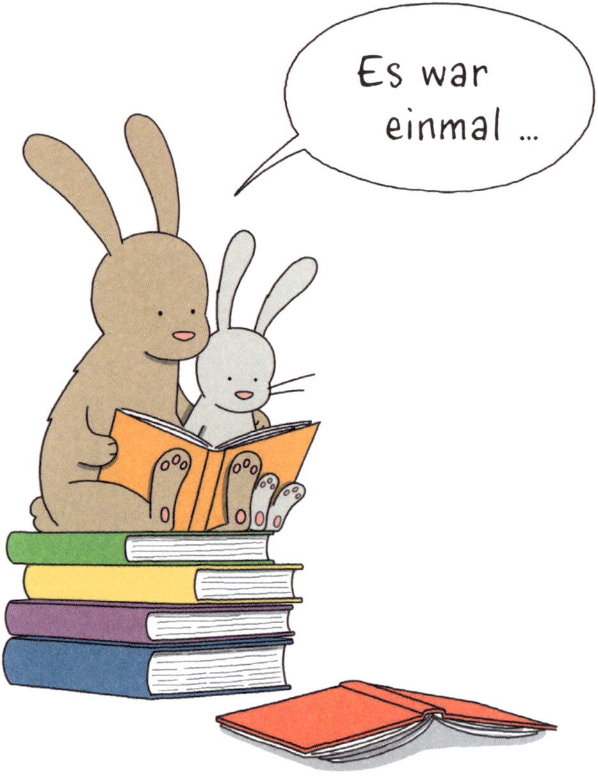
Es war einmal …

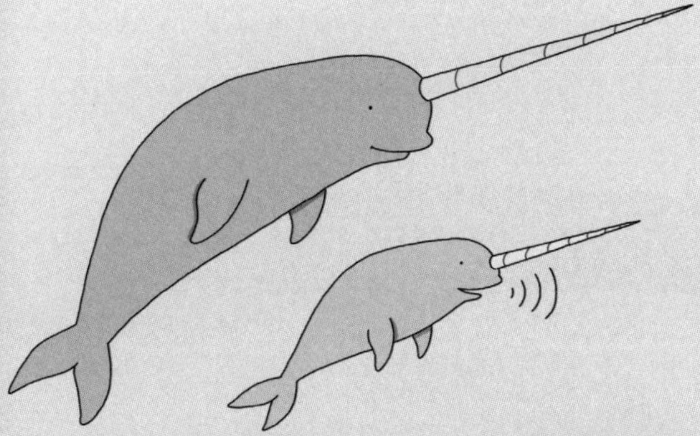

... werden in deinem Kind
weiterleben.

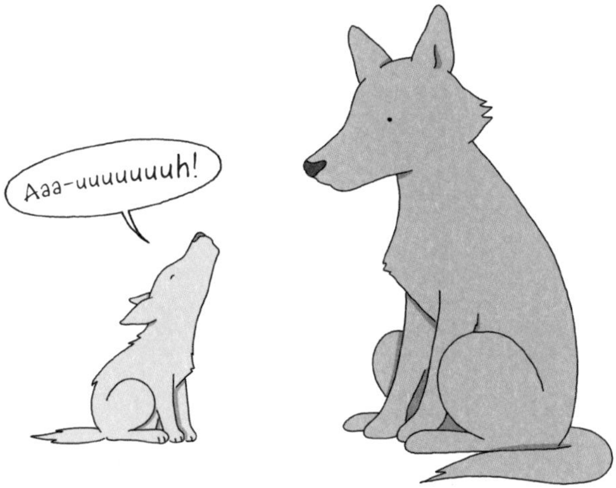
Aaa-uuuuuuuh!

Du vermittelst dein Wissen ...

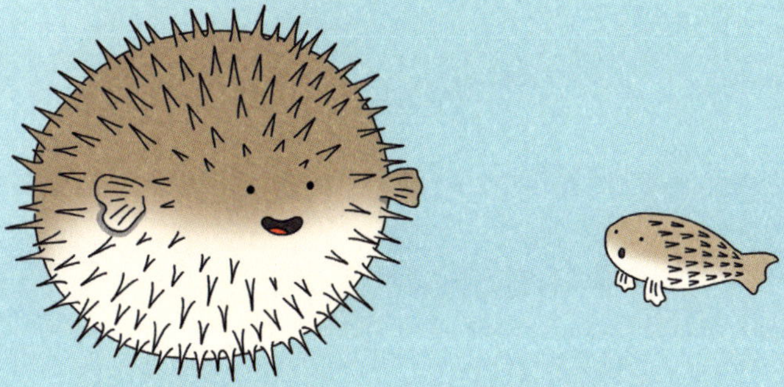

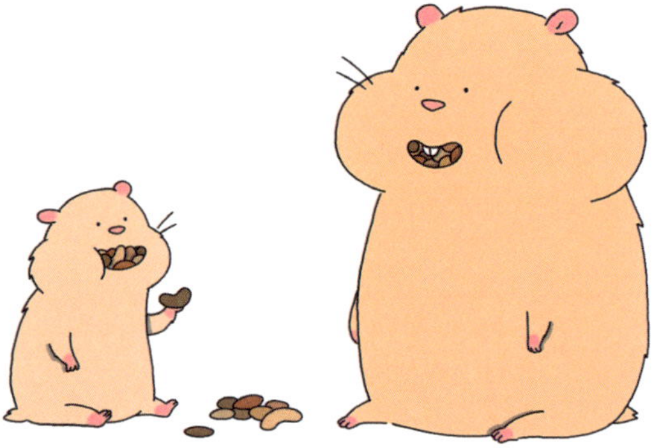

... und lernst selbst jeden Tag dazu.

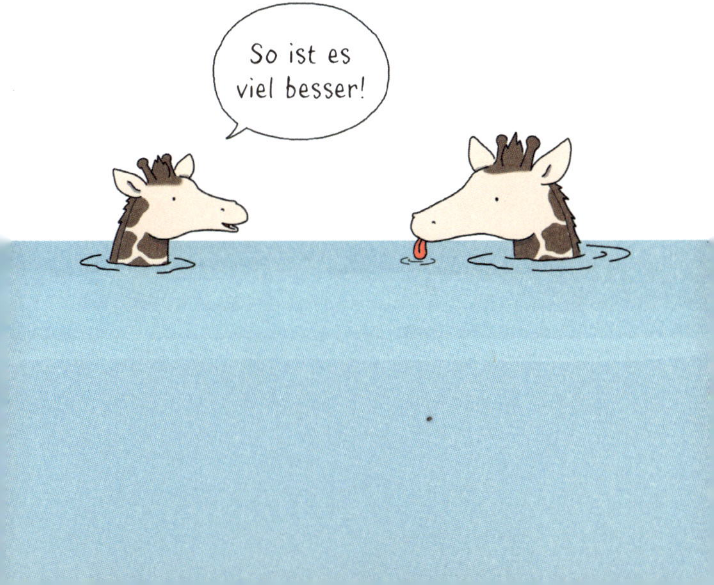

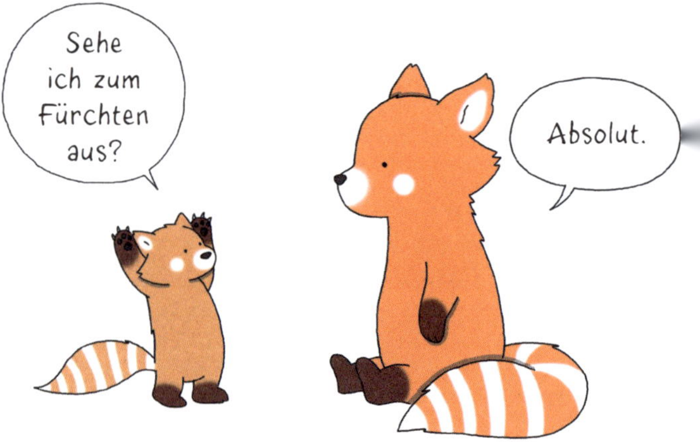
Sehe ich zum Fürchten aus?
Absolut.

Deine Liebe ...

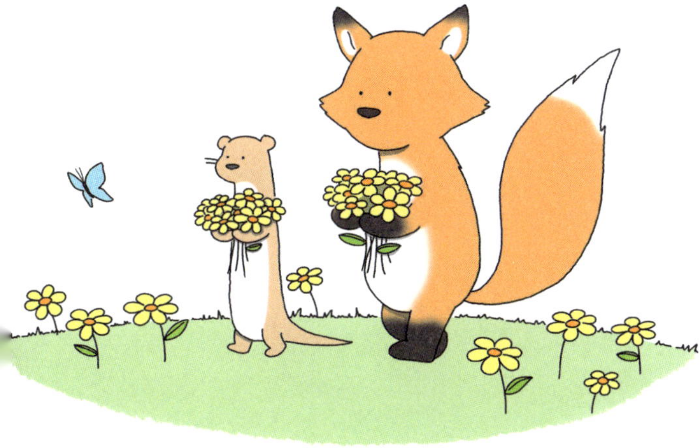

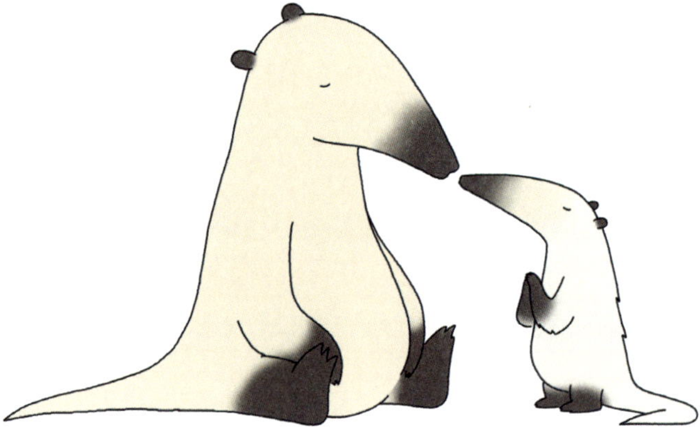

... gibst du weiter.

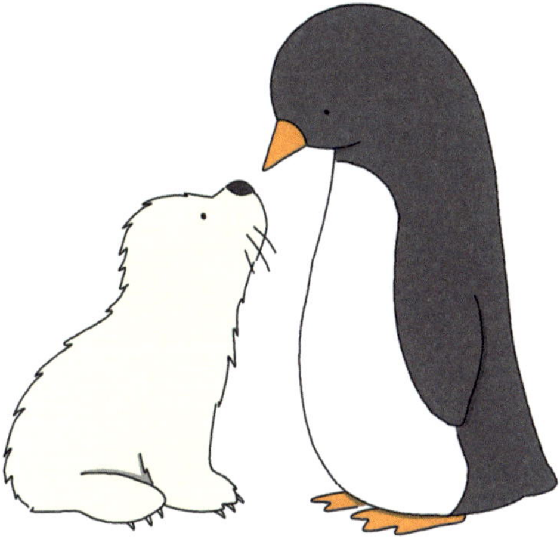

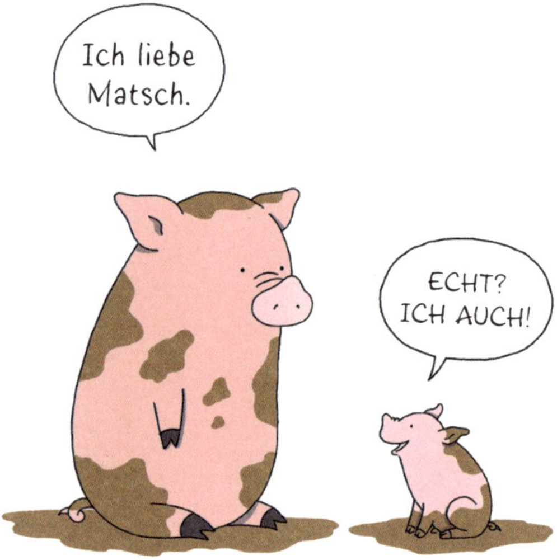
Ich liebe Matsch.
ECHT? ICH AUCH!

Denn nichts ist so stark ...

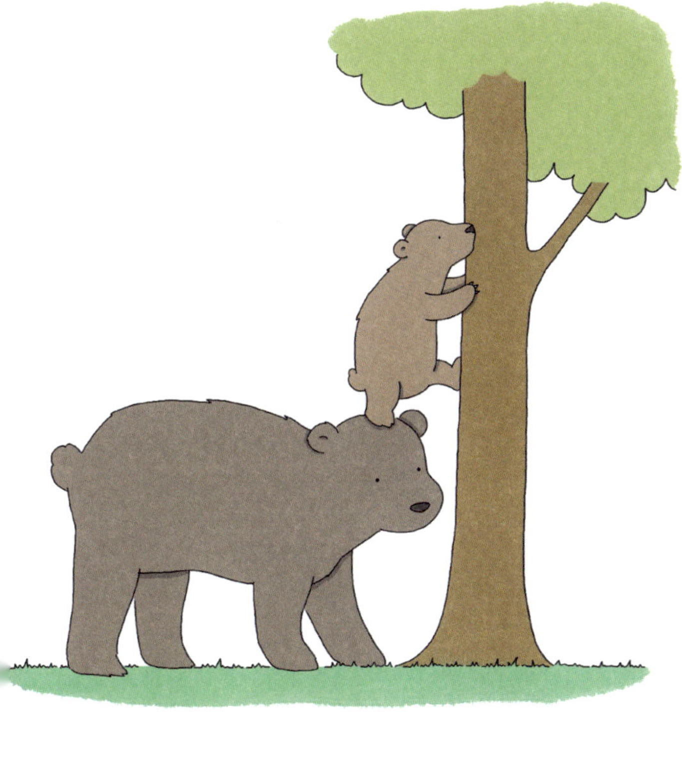

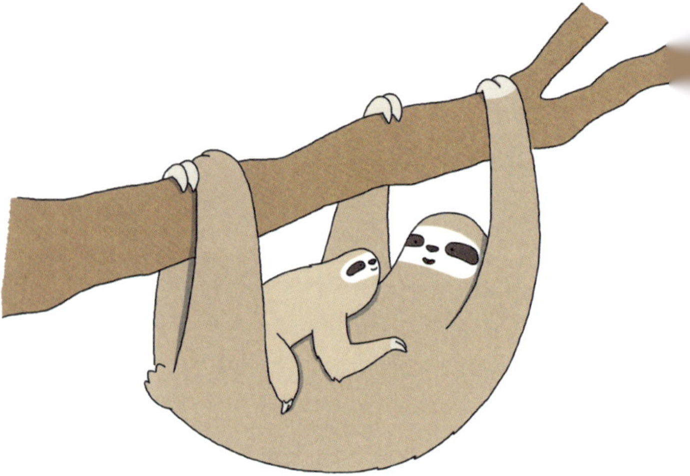

… wie die Liebe einer Mama.

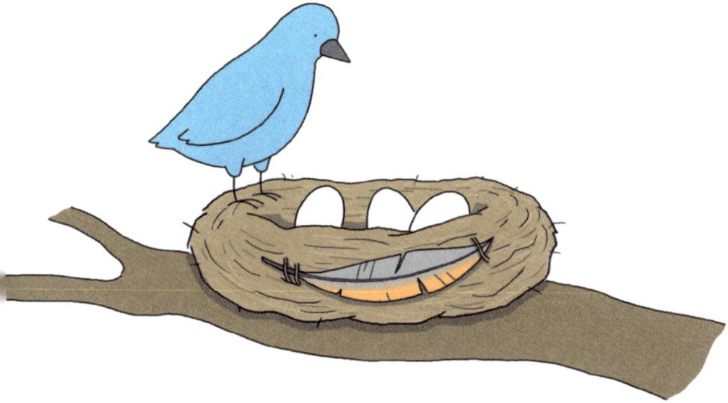

Und die bleibt für immer.

Aber im Ernst, falls du dir dein Zuhause bald mit einem Baby teilst, schlaf dich jetzt nochmal aus – jetzt SOFORT! So lange du noch kannst!

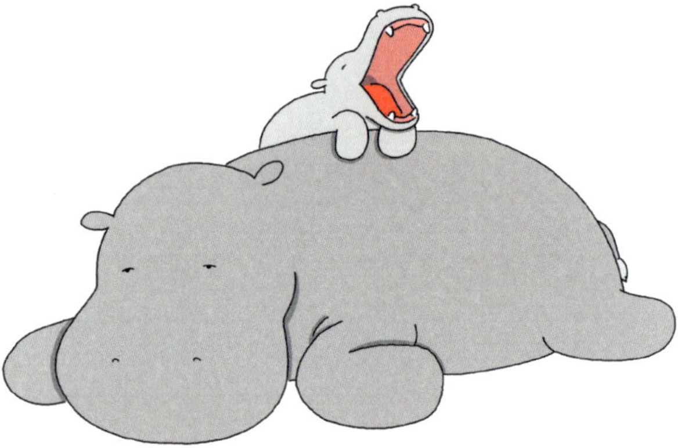

Glaub mir, du wirst dich nach
etwas Ruhe sehnen.

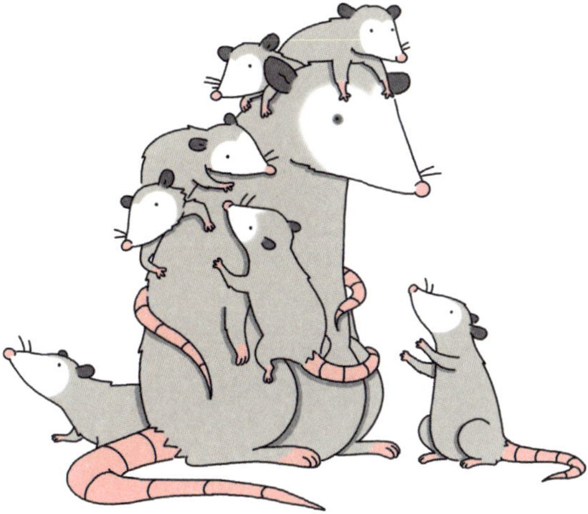

Denn du bist eine Mama.

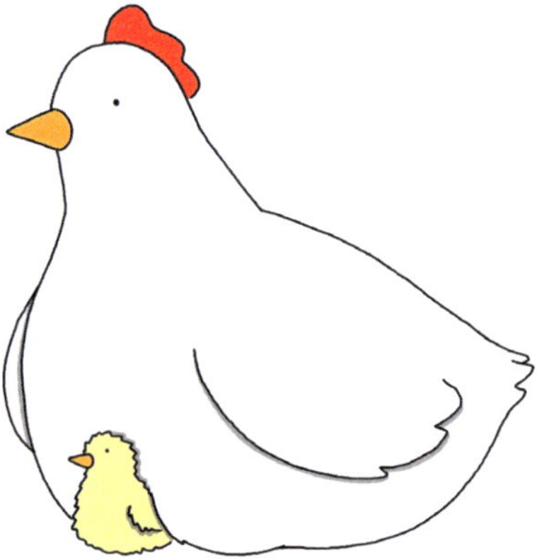

Und keine Aufgabe der Welt ...

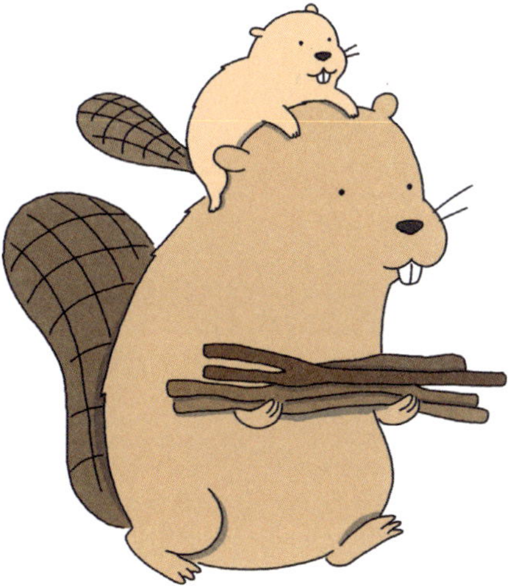

... ist wichtiger als deine.

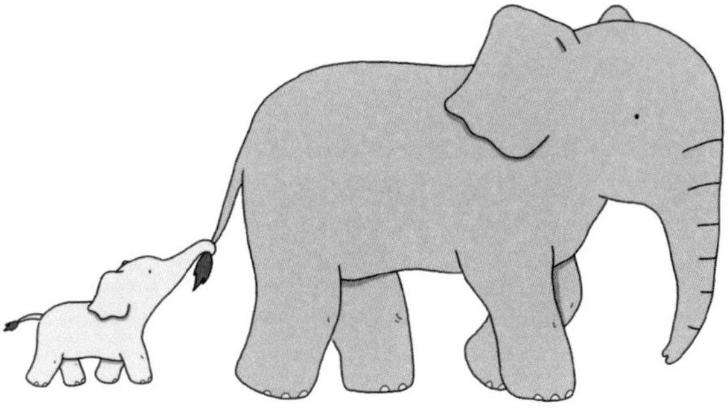

DANKSAGUNG

Ich möchte mich bei allen bedanken, die dieses Buch gerade in den Händen halten. Egal, ob ihr meine Arbeit bereits kennt oder jetzt zum ersten Mal seht – vielen Dank für eure Unterstützung. Danke an Kathleen Ortiz und das ganze Team bei New Leaf Literary für ihr kontinuierliches Engagement. An Sarah Murphey und das Team bei Flatiron Books dafür, dass ihr an das Projekt geglaubt und mir zur Seite gestanden habt. Meinen Freunden und meiner Familie, die mir in der Anfangsphase Feedback gaben und einige Ideen für das Buch lieferten. Meinem Bruder, meiner Schwester und meinem Papa für ihre fortwährend tatkräftige Unterstützung. Meinem Mann – ich kann mich glücklich schätzen, ihn sowohl als Partner als auch als Freund an meiner Seite zu haben. Er ist jederzeit bereit, ehrliches und inspirierendes Feedback zu geben. Meiner Mama, die mir gezeigt hat, was wahre Liebe ist, und meiner Tochter, die es mir jeden Tag vor Augen führt.